危机和创伤中成长

10位心理专家危机干预之道

方新 主编 —— 高隽 副主编

机械工业出版社
CHINA MACHINE PRESS

图书在版编目（CIP）数据

危机和创伤中成长：10位心理专家危机干预之道 / 方新主编 . —北京：机械工业出
版社，2021.1（2023.7 重印）

ISBN 978-7-111-67023-0

I. 危… II. 方… III. 心理干预 IV. R749.055

中国版本图书馆 CIP 数据核字（2020）第 248029 号

危机和创伤中成长：10 位心理专家危机干预之道

出版发行：机械工业出版社（北京市西城区百万庄大街 22 号 邮政编码：100037）

责任编辑：向睿洋　　　　　　　　　　　　责任校对：李秋荣

印　　刷：固安县铭成印刷有限公司　　　　版　　次：2023 年 7 月第 1 版第 3 次印刷

开　　本：170mm×240mm　1/16　　　　　印　　张：16.75

书　　号：ISBN 978-7-111-67023-0　　　　定　　价：65.00 元

客服电话：（010）88361066　68326294

作者简介

（按照本书目录的顺序排列）

曾奇峰

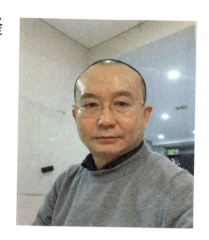

精神科副主任医师，武汉中德心理医院荣誉院长，中国心理卫生协会精神分析专委会副主任委员。在武汉个人执业，专业方向为心理咨询。

徐凯文

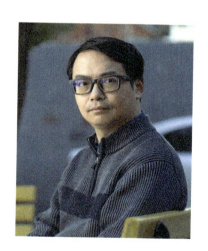

临床心理学博士，北京大学学生心理健康教育与咨询中心副教授，和睦家医院执业精神科医师。中国心理学会临床与咨询心理学专委会、危机干预专委会委员，临床心理学注册工作委员会注册督导师、秘书长。

研究方向为大学生心理健康、心理创伤治疗、危机干预、犯罪心理矫治、心理咨询伦理。近年来和北京大学软件与微电子学院共同建立了"互联网+"心理实验室，主持开发了"心云"心理健康信息化管理平台。提出了心理危机的树理论、空心病理论和社会临床心理学理论。

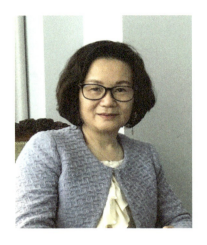

童　俊

华中科技大学同济医学院教授、研究生导师，武汉市精神卫生中心主任医师、前业务院长，武汉市有突出贡献中青年专家，武汉市黄鹤英才（医疗卫生专项）获得者。中国心理学会注册督导师（注册号：D-109），国际精神分析协会（IPA）认证分析师、CERP研究委员会委员、女性委员会委员、亚太筹备委员会委员，中国女医生协会临床心理与心身医学专委会副主任委员，中国精神分析专委会副主任委员，中国心理咨询与心理治疗专委会副主任委员。

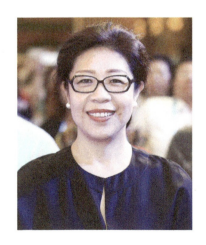

方　新

北京大学心理咨询与治疗中心主任，从事心理咨询与心理治疗、培训与组织工作30余年。

中国心理卫生协会心理咨询师专委会、CBT专委会副主任委员，中国心理学会注册系统伦理委员会委员、注册督导师，国际催眠学会（ISH）常务理事，亚洲催眠学会候任主席，中国艾利克森研究院创建院长，德中心理治疗研究院中方副主席。

作为项目组织者参加过2003年SARS疫情、2008年汶川地震、2010年舟曲泥石流等大型灾难后的心理救援工作。

樊富珉

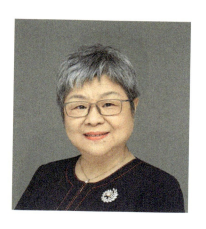

清华大学心理学系教授，博士生导师。

中国科学技术协会全国临床与咨询心理学首席科学传播专家，教育部普通高等学校大学生心理健康教育专家指导委员会委员，国家卫健委精神医学与心理健康专家委员会委员，中国心理学会认定心理学家、临床心理学注册工作委员会监事长、第1～3届副主任委员及伦理组长，中国心理卫生协会常务理事、团体心理辅导与治疗专委会主任委员。

曾荣获中国心理卫生协会、中国科学技术协会以及心理学界多项大奖。

马　弘

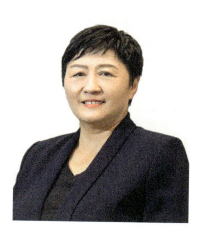

北京大学第六医院主任医师，硕士生导师，中国疾控中心精神卫生中心副主任，国家卫健委疾控局试点专家组成员，卫健委应急专家委员会委员，国家医学考试专家委员会委员，中华预防医学会精神病分会委员。我国第一支灾后心理危机干预医疗队队员，全国卫生计生先进个人。

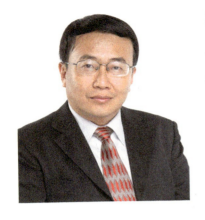

杨凤池

首都医科大学临床心理学系学术委员会主任、教授、博士生导师。中国心理学会首批注册心理督导师，中国心理卫生协会特殊职业群体委员会主任委员，北京心理卫生协会理事长，全国心理卫生学科首席科学传播专家，中央电视台《心理访谈》栏目特邀专家主持。2014年获得"全国优秀科技工作者"荣誉称号，2015年荣获中国心理卫生协会突出贡献奖。

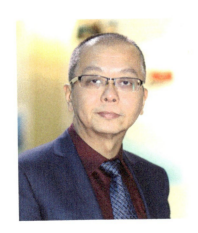

张海音

医学博士，上海市精神卫生中心主任医师。中国心理卫生协会精神分析专委会主任委员、心理危机干预专委会副主任委员、森田疗法专委会副主任委员。中国心理学会首批注册督导师。

赵旭东

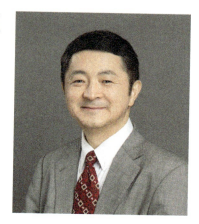

著名精神科医生、心理治疗师。德国海德堡大学医学博士，同济大学医学院、人文学院教授，精神医学、哲学心理学博士生导师，同济大学附属精神卫生中心（筹）院长，同济大学附属东方医院心身医学科主任医师。

兼任健康中国行动专家咨询委员会委员，国家卫健委精神卫生与心理健康专家委员会委员，中国心理卫生协会副理事长，中国心理学会临床心理注册工作委员会副主任委员等。

曾获全国五一劳动奖、西格蒙德·弗洛伊德国际心理治疗奖及全国优秀科技工作者等荣誉。

刘天君

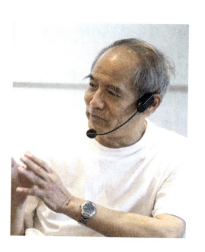

北京中医药大学教授、主任医师、博士生导师。中国医学气功学会名誉会长，中国健身气功协会常务委员，中国心理学会心理督导师，中国心理卫生协会心理治疗与心理咨询专委会催眠学组副组长，中国认知行为治疗专委会顾问。德国海德堡大学、图宾根大学、科隆大学心理学高级访问学者。著有《中医气功学》《当心理咨询遇上传统文化》《移空技术操作手册》等多部学术著作。

前　言

缘起

那是 2020 年 1 月下旬，新春佳节之际。一部分的我体会着过节的气氛，另一部分的我却越来越警觉，时刻关注着武汉地区疫情的发展。那里有我认识 20 多年、一同在专业道路上成长起来的同行朋友们；我的爷爷在 20 世纪 50 年代曾获得武汉市劳动模范光荣称号，我的父亲在中华人民共和国成立前曾就职于武汉某高校，我的儿子也毕业于武汉某高校。如此种种，让我对武汉这座城市充满着特殊的情感。

30 多年的从业经验、20 多年的心理危机干预和危机管理经历，让我很快就感觉到武汉的同胞们处于危机之中，于是我在大年初一就写了一篇新型冠状病毒肺炎危机干预建议。接下来，各大高校、专业机构、行业协会纷纷行动起来，设立抗疫心理热线，邀请全国的著名专家在网上开设各种各样的公益课程，同行们从中受益匪浅。我也不断地接到一些授课邀请，同时感到形势越来越紧张。1 月底，我接到武汉市精神卫生中心前任副院长童俊教授的邀请，于 2 月 4 日讲授"一线医护人员及家属的心理调适"。这是一个非常难讲的题目，在备课的过程中，我把自己想象成一线医护人员，进入武汉一线医院，想象着不断涌入的病人，防护用具的匮乏，家里没人照顾的孩子和老人……我浑身发冷，感到强烈的恐惧、无助、绝望和崩溃。

我感觉到，武汉的医护人员、所有奋战在一线的心理干预工作者（包括我自己），都已在连日的工作中疲惫不堪，我们的大脑皮层已经处于满负荷状态。当人们受到威胁和刺激时，大脑的杏仁核就会被激活，大脑皮层的功能会受到抑制（参见附录 A 中的 SAFER-R 模型）。也就是说，在这种情况下，如果人们总是听课，大脑就会觉得累，无法接收信息。那么，这时人们能接受什么样的讲述形式，并从中获益呢？我想到的方式是请心理专家讲故事——讲自己与危机相处的故事！聆听专家讲述自己在危机中的经历，分享自己的专业知识、专业态度、人生智慧和大爱精神，听众会容易听得入心、理解并产生共鸣。

这就是我组织举办"致道中和"万人大讲堂项目和编著本书的缘起。

10 位专家，10 个与危机相处的故事

确定好主题和形式之后，下一步是确定由谁来讲。我们团队明确了三大甄选标准：第一，必须是特别有危机经验的专家，能够对同行和民众所经历的危机和创伤感同身受；第二，必须是特别会讲故事、有人格魅力的专家，能够结合专业知识和自己的体验，用生动的方式，让人在听故事中就能有所收获，也就是说，以一种危机中的人能够接受的方式来传递知识和智慧；第三，必须特别有爱心，愿意积极参加我们这个完全公益的项目。

我们最终选择了 12 位在业内赫赫有名又特别会讲故事的专家作为主讲人。当然，还有很多其他专家也符合上述标准，但是他们可能由于某些原因不能来讲。12 位主讲人中的两位——杨丽老师和仇剑崟老师因为个人原因，不便将其所讲内容加入本书，感兴趣的读者请在微信中搜索并关注"致道中和"，点击下方选栏中的"云课堂"，找到"大咖讲故事"自行观看视频。所以，本书最后收录了 10 位专家的精彩讲述。

曾奇峰：在疫情中心的无力感

曾奇峰老师身处武汉，我知道他是一个善良、悲天悯人、有慈悲之心又特别睿智的人，所以对他特别挂心。我总有一种"痛他之所痛"的感觉，不过我也不确定他到底有多痛，是否能有状态分享个人经历和情感。我邀请他的时候，其实是抱着试试看的态度。我说明了公益大讲堂的缘起，请他分享自己的真情实感，想讲什么都可以。他脱口而出："那我就想讲我的无力感。"我心里一震，脱口而出："太好了！"无力感是危机中人们最普遍的情绪之一，由曾奇峰老师这样的大咖来分享自己是如何与无力感相处的，会对危机中的人特别有帮助。曾老师学医出身，他的很多大学同学都在一线奋战，其中就包括抗疫英雄江学庆医生，曾老师在这个过程中体会到的情感尤为复杂和强烈。他平时讲课语言犀利幽默，思路清晰，逻辑性强，层层递进，能把晦涩难懂的精神分析理论讲得深入浅出。这一次，他的讲述风格完全不同于平时的授课风格，但极为真诚，就是"那时那刻"的他。听他讲课时我掉了眼泪，心疼！本书中经过整理的文稿，不能完全表现出那种情感的流动，但相信你仍能被这一份真情实感打动。

徐凯文：直面生死

徐凯文是我的师弟，我记得大概是 1998 年，我陪同钱铭怡老师到苏州市广济医院拜访李鸣院长时，第一次见到了徐凯文和钟杰，他们那时候还是学生，后来双双考到北大，成为钱老师的弟子，我们成了同门。凯文老师讲课特别好，他的课引人入胜，理论和案例实操部分结合得很完美，我很喜欢听他讲课。

记得有一年我们在北大承办中德班认知行为疗法培训项目，邀请凯文老师讲解"空心病"这个概念。中德班德方主席马佳丽让我做点评，我是这样说的：听完课我就理解了，为什么凯文老师发展出"空心病"的概念？因为他的心太实了！他博学多才，讲课时不仅讲授很多专业知识和技能，还富含情感，使听者能在多个层面有所收获。他很擅长讲故事，有些人讲故事听起来热闹，之后故事似乎就成了云烟，而他讲的故事总能唤起听众的思考。

　　凯文老师的讲座本来是大讲堂所有讲座中的倒数第二场，但是因为他临时有事，改为了最后一场。他做讲座的那天，我临时被某部委借调处理公干，而且是夜以继日地工作，无法在晚间主持，所以特别遗憾，这一场讲座成了唯一一场我没有亲自主持的讲座，我邀请了本书的副主编、我们的同门——复旦大学社会发展与公共政策学院心理学系副主任高隽副教授担任了主持人。

童俊：凤凰涅槃

　　我很早就邀请了童俊老师。我一直特别尊敬和欣赏她，她是一位特别优秀的女性，"优秀"这个词的程度还不足以形容她。她专业能力强，英文、文学修养、科研、临床、教学和管理样样出众。她是一位极富灵性和智慧的女性，也很有自己的个性。

　　新冠肺炎疫情期间，童俊老师奋战在武汉一线。我们一直保持密切联系，每次通话时，她总表现出特别亢奋的状态，语速很快，思维快速运转。我特别心疼她，因为我知道她处于"战斗状态"，她长时间保持这样的状态，这对身体很不利。直到 2020 年 5 月，有一次她对我说她累得睡不醒，我才觉得好了，她终于从"战斗状态"中解脱出来了。她那么长时间地保持"战斗状态"，是什么在支撑她？我觉得她一定有坚定的信念、强大的心身，她是一朵坚强而灿烂的生命之花。

　　在大讲堂中介绍童俊老师时，我浑身不停地哆嗦。我好像共情了童俊老师那时的生存状态，那种孤独和坚持，看着战友倒下的绝望和无能为力，以及疲惫等各种各样的复杂感受。当然我也很感动，因为想到全国那么多同行都在给她爱和支持。童俊老师那一章的题目叫"凤凰涅槃"，其中的文字能带给你凤凰涅槃的力量。

方新：灿烂的拐点

　　接下来是我自己，我觉得我那一章阐述得很一般，就像流水账，主要是向普通读者和专家们汇报一下自己多年来在危机干预及创伤方面的工作和些许收获。我提出了一个"灿烂的拐点"的概念，我一直倡导的理念就是"危机中的智慧，创伤后的成长"。很多学员都很喜欢"灿烂的拐点"这个概念。

我在诊室里和危机创伤干预现场，无数次地见证了"灿烂的拐点"的存在。危机和创伤的亲历者，在哭诉自己的痛苦经历之后，或早或晚，一定会在某个时间点说："但是我也非常感谢这次经历！它让我明白了一个道理……"他们会更加珍视活着的每一天！我特别欣赏这一刻的伟大，那是生命的伟大！我也很感谢这些相遇，他们教给了我人生哲理、生存智慧！

"灿烂的拐点"背后的治疗哲学、态度与我的受训背景有关。我的受训背景主要包括两个方面：一方面是德式行为治疗，从中我深刻认识到"任何行为都有功能"；另一方面是艾利克森的临床催眠，核心治疗哲学是"利而用之"。来访者的一切（包括怪癖、怪异的思维、行为模式、生活习惯等）都可以被利而用之，以促进其改变生活和成长。艾利克森临床催眠的治疗哲学是对过往心理治疗理念的颠覆，对系统式家庭治疗、叙事疗法等后现代疗法的治疗思想产生了重要的影响，对我的危机干预和创伤治疗实践也有很大的影响。

樊富珉：危机干预伦理

樊富珉教授在心理治疗领域德高望重，是集教学、科研、临床、管理、行业引领工作于一身的大家，我非常敬重樊教授。她可以从很多层面来讲危机干预，我主要请樊教授讲解危机干预中的伦理。伦理是心理咨询与心理治疗的重中之重，危机中很多同行都想为心理干预出一份力，怎样的工作方式才是符合伦理的？之前的危机干预实践中存在一些乱象，甚至有一些科研人士以危机干预的名义去灾区做调查，完全不提供心理援助，收集完数据就离开，回去发表科研论文，这样做符合伦理吗？樊教授身兼多职，担任过中国心理学会临床与咨询心理学专业机构和专业人员注册系统好几届的伦理组长，她对伦理的细致讲解能够帮助同行打牢危机干预工作的基础。

马弘：你我都是心理治疗师

马弘老师是来自精神科领域的权威，也是国内最早的危机干预工作者之一。她是 1994 年克拉玛依火灾后，政府首次派出的国家级心理干预医疗队四名队员中的一员。在我刚进入危机干预领域的时候，马弘老师的名字已是如雷贯耳。我当时心想，她的精神一定无比坚强！你能否想象这样的画面：孩子在火灾中丧生，家长们悲痛欲绝，这时马弘老师去到他们中间，为他们做心理干预工作。我很佩服马弘老师，我想如果我去，可能比那些父母哭得更厉害。

马弘老师的危机干预思想对我的影响非常大。2008 年她领衔组织了"中澳心理危机干预医疗队长和志愿者骨干培训班"，她设计从几个层面来讲危机干预，比如技术操作层面，这是最基础、最简单的层面；国家管理层面，邀请了国家应急管理办公室的人员来讲授；还有文化层面，邀请了一位羌族的院长来讲述丧葬和仪式，以及哀伤后的复原。马弘老师对于危机干预和灾后心理康复有非常高的视角，这种视角对我产生了很大的影响。

马弘老师是一位"女汉子"，虽然已经 60 多岁了，其实属于"高危易感人群"，不能去武汉前线，但武汉刚刚解封，她马上就到武汉进行调研，为国家献计献策。在马弘老师的那一章中，你一定能感受到她的专业性和力量。

杨凤池：共情的力量

杨凤池老师是中央电视台《心理访谈》节目特邀专家，他讲专业课时特别有趣、特别幽默，听者总能在笑声中学到很多心理学知识和人生的智慧。他也是一位特别有大爱的勇士，在我们进入危机干预领域不久，他就经常带着队伍奔赴各种重大危机事件的前线去做心理援助，始终冲在危机的最前线。现在他 60 多岁了，身体不如从前，但他仍在为心理工作尽心尽力。我的团队在组织"中德班临床催眠连续培训项目"的过程中，一直得到杨凤池教授及其领导的北京心理卫生协会的大力支持。他在背后默默地做了很多支持工作。在杨凤池老师那一章中，他分享了很多亲身参与危机干预的经验。

张海音：离见能见

张海音老师是中国心理卫生协会心理危机干预专委会副主任委员，在圈内口碑特别好。他真是有些"佛性"的，在2019年宣布"退出江湖"，什么活动都不再参加。然而，当新冠肺炎疫情暴发时，我突然在电视上看到他接受上海电视台关于疫情的采访，于是我就邀请他参加公益大讲堂的活动，他没有半点犹豫，一口就答应了。可见张海音老师是一个多么有大爱、大义的人，没人要求他做什么，他所做的都发自内心，特别让人感动。不仅如此，张老师在危机干预和危机管理方面的很多理念我都非常赞同，他有着自己独特的思考。我觉得他是真"佛性"，虽然不动声色，但是行动上从来不落后，对生活和专业都充满了智慧和能量，需要他的地方都能看见他的身影。疫情转好之后，他马上就又"退出江湖"了，我们都尊重他的选择。

赵旭东：创伤后成长

赵旭东老师其实年龄并不大，只比我大三岁，但给我们的感觉像比我们辈分高些，亦兄亦友。在我看来，赵老师是一个非常有思想的文化人，他博览群书，看问题高瞻远瞩，既能从行业发展的高度、历史发展的深度和跨文化研究的广度看待问题，又能对未来考虑充分，未雨绸缪。我特别爱听赵老师讲课，他的课信息量很大，还穿插着很多故事，特别吸引人，既有趣又有料。而且他的课件总是做得很好，我们这个年纪的人很少有能把课件做得那么好看的。

赵老师对心理咨询与心理治疗行业的发展做出了卓越的贡献（有很多工作是国家层面和行业管理层面的），对此我非常敬佩！可能很多同行不太了解他做的这些工作。我对他讲到的一点印象特别深刻：他提到了这样一个画面——德国海德堡大学的哲学家小路上的一棵小树。他当初留德时在那里一个人拍照，若干年之后，他带领同行和学员重游故地，那棵树已经长成一棵参天大树了。这棵树正是赵老师领导的心理卫生事业的象征。

刘天君：天人合一

刘天君老师是我一定要邀请的，因为我心中对中国传统文化非常热爱。我在主持艾利克森临床催眠研究院的时候，就确定了"科学、伦理、文化"的发展三大原则。为什么要强调文化？在我看来，我们中国有五千年的文化，14亿中国人民有无限的智慧，其中包括丰富的在危机和创伤中的生存智慧。我在国际催眠学会竞选常务理事的时候，我的竞选词就是："我不仅代表我自己，我背后有14亿中国人民和五千年的中国文化。"我们的文化瑰宝，应该让更多其他国家的人了解。

我与刘教授是中德班一期的同学，是1997年就认识的老朋友。刘老师的眉毛很长，我觉得只有道行深厚的高僧才有那样的眉毛。刘老师的中国传统文化功力深厚，他身体力行，不仅亲身实践儒释道，修炼气功，还刻苦钻研中国传统文化的理论并进行科学研究。读者可能会觉得他讲的内容很高深，读起来似懂非懂。他还是艾利克森临床催眠研究院"文化"部分课程的讲师，会给学员们介绍中国传统文化中与催眠相关的元素，他发展出的"移空技术"可以说是中国传统文化和眼动脱敏再处理疗法以及催眠的结合物。

他在讲座中提到"天人合一"的理念——事件的灾难性并非客观存在，"人生除了死亡，其余都是擦伤"，也许能达到这个境界的人并不多。我相信，很多对文化感兴趣的同行会对他的文字竖起大拇指。一般的传统文化讲座可能出现两种情况，第一种是听众感到"不明觉厉"，讲者好像很厉害，但听众不理解到底表达的是什么意思；第二种情况是讲者堆砌华丽辞藻，但可能自己对讲的内容都不懂。刘天君老师则能把特别深奥难懂的传统文化知识和道理用浅显的语言讲出来，"余音绕梁，三日不绝"。所以我们把刘老师的这章作为本书的收尾，从西方的危机干预和创伤理论回归到中国的传统文化——"天人合一"。

为什么要出版本书

在一开始组织大讲堂活动时，我就已经想好希望结集出版，因为我觉得这些内容对于专业读者来说很有实用价值。在组织大讲堂活动和准备出版的过程中，高隽老师与我密切配合。高老师在大讲堂活动背后默默做了很多工作，并且出谋划策。她做人非常低调，从不宣传自己。但是她"低调不了"，因为"实力不允许"。参加过高老师担任翻译的学术会议、工作坊、培训，或者听过她授课的同行们，无不为她的才情、专业性和人格魅力所折服！高老师本硕博都毕业于北京大学心理与认知科学学院，当年作为优秀博士毕业生代表当届所有毕业生发言。她的翻译养耳、养眼、养心，她中英文水平都很高，专业性也强。她的授课集科学、理论、实践于一体，完美结合了理性和感性。"致道中和"组织的几乎所有培训项目（包括6届夫妻治疗培训、13届催眠培训、2届自我状态培训、创伤的躯体整合式治疗培训、危机培训、冲击培训、培训师培训等）中的内容都经过她的大脑加工，翻译成易于学员消化的、精练的中文。所有这些国际先进的心理治疗经验，她都在内部消化、融会，她已经成长为国内临床心理领域一颗璀璨的新星！

我想与擅长出版心理应用图书的出版社合作出版，也联系了几家出版社。为什么最终选择机械工业出版社华章心理？因为华章心理近年来出版了大批心理学专业图书，根据我的临床和教学经验，这些图书的专业性和实用性都非常强，确实能够为一线的心理咨询和心理治疗临床从业者提供帮助。编辑们选书很有品位，非常了解心理咨询这个行业以及心理从业者的需求。引进翻译的书都不那么理论化，指导性和实践应用性很强，"心理创伤疗愈经典畅销丛书"中的《身体从未忘记》等图书都具有这个特点，我个人非常喜欢这套书，经常推荐给学员阅读和学习，"致道中和"也组织过这本书的读书会，学员们反响很好。此外，本书的策划编辑陈兴军温文尔雅，为人温暖，善解人意，对专家老师们充满尊重和敬意，还会给我们用钢笔书写温馨的卡片，这点也特别打动我，与他的合作特别愉快和顺畅。

在我看来，本书对于同行有四点意义。

第一，本书对心理危机干预和创伤治疗实践具有指导意义。本书中当然包含一些教科书里有的内容，但不止于此，更重要的其实是怎么运用这些内容。例如，你可能从教科书中学习了关于危机中的沟通的知识，但当在危机事件现场遇到具体问题时，你怎么去解决？你该怎么做？在本书中，你可以向专家们学习如何把教科书上的内容具体运用在困难的情境中以解决问题，这是在教科书上读不到的。老师们分享的内容和案例凝聚了十几年甚至几十年经验和智慧的精华，从事危机干预的同行可以从中获益良多，从而少走一些专业上的弯路。

第二，本书中 10 位专家的故事给予读者生存智慧。我们的人生中不可能没有危机和创伤，既然人人都有危机和创伤，也就应了刘天君老师的话：创伤本就是生活的一部分。我们可以学习前人的经验，学习危机中的智慧，在遇到危机时，借鉴经验和智慧，更好地与危机相处，并在创伤后成长。现在新冠肺炎疫情常态化，我们的生活中充斥着不确定性，我们不知道疫情能否结束，不知道何时能结束，那么我们不如与疫情相伴，学会与它共处，把它当成生活的一部分，调整我们的日常生活，保持心理灵活性，让生活继续。

第三，本书将专家们的人文关怀传递给读者。本书让我特别感动的一点是，10 位专家对社会和大众都有着深厚的人文关怀，他们不仅慷慨地分享专业知识，还特别无私地分享个人的经历、故事和体验，让我们感受到心理专家们真实的、有血有肉的一面。在整个活动中他们分文未取，完完全全地公益奉献。比如，曾奇峰老师那一章就显得与众不同：一般讨论危机和创伤，我们好像都会提到爱、支持、相信未来和希望，等等。曾老师则剑走偏锋，深入谈论了自己的无力感，以此来为同样面对危机和创伤的人提供实实在在的支持。他没有拒绝自己的这个部分，这个很多人会羞于谈论的部分。我想说的是，只有非常有力量的人才敢毫不掩饰地向这么多听者和读者坦承自己的无力感和绝望感。实际上当你把无力感和绝望感表达出来之后，光明感与希望感一定会到来。

第四，本书也是心理治疗本土化的良好实践。在我看来，所谓本土化，其实考量的是从业者的心理灵活性和变通能力。我们需要具备变通的能力，比如我们学习了在某个特定情境下如何做自信训练，还要将其扩展到其他情境中灵活运用。中国五千年的文化中充满了智慧，心理治疗也能从中获得很多启发，目前我们对文化的挖掘还不够。10 位心理专家为我们做了非常好的示范，比如，刘天君老师一开始学习的是中医，他长期受到传统文化的滋养，用"天人合一"的理念来看待危机和创伤。我在国外做报告时总会讲到中国文化，在国际催眠大会和德国催眠学会 40 周年庆典上所做的主题报告中，都提到了中国文化中的隐喻、故事和元素，包括"天人合一"和"利而用之"的哲学思想，比如我会讲陕西的窑洞冬暖夏凉，这就是一个对地势、地貌"利而用之"的典型例子。这些都是本土化的有益探索。

35 年前，我选择了报考北大心理系学习心理学。31 年前，我选择了临床咨询作为我的终身职业。我见证着国家的发展和富强，见证着民众对危机干预和心理治疗的需求与日俱增，见证着从业者越来越多、越来越专业化，见证着从中央到地方各级政府不断增加对心理卫生和健康事业的投入。我觉得心理卫生事业的春天已经到来，同行们应该一起好好学习，提高专业水平，更好地为来访者服务。

愿这本凝结着 10 位心理专家的专业知识和技能、大爱、公益心和生存智慧的书，带给你"危机中的智慧，创伤后的成长"！

让我们携手同行，共同体会百味人生！

方新

2020 年 10 月 15 日于北京大学心理咨询与治疗中心

致　谢

本书所基于的"致道中和万人大讲堂危机干预公益项目"始于新冠肺炎疫情暴发伊始，人们心中的不确定感最强的时候。我一开始对组织大讲堂项目没有把握，所幸当我把项目的想法和计划分享之后，不仅得到了专家们的积极响应，还得到了许多同行的大力支持，他们都表示愿意在那个"至暗时刻"为社会贡献一点爱心，做一些有意义的专业工作。就这样，我们组成了一个由 12 位主讲专家、15 位写手、54 位秘书组成的志愿者团队。

我已工作 31 年，"致道中和"及其前身从 2008 年开始组织培训项目，由此，我认识了大批优秀的同行朋友们。在招募志愿者时，我们着重挑选那些有爱心、负责任、专业性强、相对比较有时间的年轻同行，后来他们果然不负众望，出色地完成了写手和秘书两类公益工作。

15 位同行志愿者组成的写手群

年轻、专业、高效、敬业、负责、公益心强，这就是我对这 15 位同行朋友的印象。

我们对写手进行了严格的岗前培训。每一讲都设有四稿写手，并有着严格的分工和细致的时间进程表：一稿写手的任务是把视频转成文字，在主讲老师讲完后立即开始工作，常常工作到深夜，甚至凌晨；第二天一大早，第二稿写手开始工作，要求是修改错别字、完善语法、梳理语句等；第三稿写手要在规定时间内把二稿文字改写成能直接发表的三稿；第四稿写手被要求"心要狠"，主讲老师的精彩讲述通常在 3 万～4 万字，必须"心狠"地删减到适合公众号发表的 8000～10 000 字。他们常常表示"我太难了"，老师们讲得太好了，舍不得删。第四稿写手要在第二天下午 4 点前把公众号文字稿交给主讲老师进行审阅、修改，主讲老师又要在规定时间内返回修改稿，由"致道中和"公众号小编在晚上 8 点左右发出前一天晚上的讲课文字稿。

主讲老师们的讲述固然精彩，我们的写手们也各个专业性强，文采飞扬，公众号推出的文稿文字之精练、行文之专业、发布之迅速以及写手们工作之高效，得到了同行们的赞誉。

我想，写手群是整个项目中付出最多、最辛苦的一支队伍！感谢你们！爱你们！敬你们！

这 15 位写手志愿者是：陈潇琳、戴璟、谷莉、郭卿、何锦、鞠静、赖靖怡、马龙、申子姣、王薇、王小玲、杨辰、叶海鲲、于晓东、赵娜。

53 位同行志愿者组成的秘书群

"致道中和"组织公益大讲堂的消息发布后，得到了广大同行朋友们的大力支持。我们在短时间内就组建了 35 个群，每个群都有 400～500 名学员，总计约有 1.6 万名学员。每个群里都活跃着我们的秘书同行朋友！他们负责各个群的管理，会在第一时间把公众号文章以及主讲老师们的其他文章、资料等发到各个群里，还负责发布相关组织和管理方面的信息，以及收集问题、维持群秩序等。

还有一些秘书负责联络专家，负责约定时间、签署合作协议，一直到最后的文字修订等诸多工作；一些秘书负责海报设计；一些负责组织流程，完善任务分工书和流程进度表；一些负责最后把文字稿以最快的速度，在公众号上排版、发表；一些提供技术支持……

公益大讲堂的活动都在周末的晚上，这些秘书们牺牲了自己的休息时间，为公益大讲堂活动的顺利进行贡献了自己的一份力量。真心地为这些秘书们的大爱、公益心、工作的高效点赞！

这53位秘书志愿者是：白晨曦、陈潇琳、戴璟、顾广中、郭卿、何锦、呼奂、黄晓雅、季靖、鞠静、来源、赖靖怡、雷文、李晟、李海燕、李珏、李彤、李云歌、梁光明、刘海燕、刘晓萌、马龙、孟婷婷、宁玉华、潘兆芬、庞竟、桑新桓、申子姣、唐洁清、汪启荣、王苏弘、王挺、王薇、王小玲、王妍苏、吴波、吴以鲁、夏芳、徐含威、徐松萍、杨辰、叶海鲲、于晓东、余琳君、张竞一、张明昊、张妍、张旸、赵佳旭、赵娜、赵心慧、周莉、周秀丽。

现在回想起来，组织公益大讲堂的活动就像一场精心策划的战役，在活动开始前就要做到分工明确，任务清晰，时间进度人人知晓，并且要在项目开始后的几周内不断总结经验教训、完善流程。在这场"战役"中，这些志愿者们功不可没！

感谢主讲专家们！你们的智慧和大爱永远镌刻在这本书中，同行们包括我本人，都从你们应对危机的亲身经历中获益良多，这些危机中的智慧必将带给更多读者创伤后的成长。

感谢志愿者们！你们本来也都是各自领域的专家，你们的辛勤付出、高度负责的工作态度、高效专业的工作作风、公益心和大爱，在"致道中和万人大讲堂危机干预公益项目"中留下了浓墨重彩的一笔。

最后，感谢机械工业出版社的编辑为这本书所做的辛苦努力。

感恩生命中与你们的相遇！爱你们！敬你们！

目　录

第二部分 术·创伤事件的心理干预方法

第三部分　器·助人者的自我成长

08　离见能见

09　创伤后成长

10　天人合一

附录 A

附录 B

后记

第一部分

道·创伤事件的觉悟

弗洛伊德说："哪里有情绪的大脑，哪里就有智慧的大脑。"这里所说的智慧，就是用思考来代替情感。

——曾奇峰

01

情绪和智慧的大脑

在疫情中心的无力感

曾奇峰

灾难中的情绪与思考

新冠肺炎疫情期间，我在武汉家中，觉得自己身处这场灾难中，却又有一些距离。这次疫情激活了我内心的某些东西，我将分享一些我在疫情中琐碎的情绪和思考。

2020年1月20日我还参加了一个朋友聚会，大概有20多人。1月22日天色非常阴暗，那天下午我出去买了两次东西，每次都买了挺多东西，此前也去过医院、商场，而且都没有佩戴任何防护用品，包括口罩。没有感染病毒，也许有很大一部分是因为运气。我自己是一个对防护不太小心的人。分析起来，这可能是因为我曾经被家人过度保护，他们剥夺了我的一些自我保护的功能，使我在自我保护方面变得有一点迟钝或马虎。1 月 23 日武汉开始"封城"，后来很长一段时间我都没有出过门。

疫情期间有一件让我非常非常难受的事情，我的同班同学——在一线工作的江学庆医生去世了。同学群里大家可谓泪流成河。从纯粹的情绪方面讲，首先我产生了一些关于自己身份的冲突：我是医生，在武汉念的大学，同班同学很多都是一线医生。作为医生待在家里，不能够像其他同行一样冲锋陷阵，我会有很多的内疚感。但是以我的专业到一线去冲锋，我估计不仅帮不了忙，反而会碍事。因为在生物学的疫情面前，心理治疗需求的优先级毕竟是比较靠后的。于是我开始思考这样一个问题：我们心理人在这场灾难中到底能够做什么事情？

我个人觉得可以遵从六字准则：不求助，不帮忙。我们不能预设别人在事件中一定会有很大的创伤，所以我们可以采取一个比较被动的姿态，等着别人来找我们。一项研究表明，美国"9·11"事件后，出现创伤的人群中，得到心理医生干预的人最后恢复得反而更慢一些。其中的原理是什么？我推测，也许自然痊愈的力量，或者说天道，比人为的干预效果更好。什么情况下才需要我们出手？在当事人已经没有办法自然地康复时，我们才可以用我们的专业知识帮助他们。

我的情绪也变得很分裂，一方面我觉得自己是一个比较脆弱的人，所以为了自我保护，不会看太多负面的信息。当时有很多文章记录了武汉的苦难，我几乎没有看完一篇。因为我知道如果每一篇我都看，并且都看完的话，我可能会有替代性的创伤。我会看一些能够让人获得控制感的信息，比如我们以非常快的速度建立了方舱医院，以及有很多外省的医务人员来支援等。这些信息让我感到非常稳定。整个社会层面稳定了，个人的情绪就会好一些。此外，我前文说到内疚感的问题，作为医务人员却不能够在一线冲锋陷阵，这种感觉在疫情期间对我有比较大的影响。

不过，我对自己做过评估，如果抛开分裂和内疚感这些情绪，我觉得在疫情中我的创伤真的不大，评分在 10 分量表上只有 1 ～ 2 分。估计是因为我一直在家待着，而且我有意地过滤掉了一些悲剧信息。

疫情期间关于创伤、防御等议题的心理学视角思考

经历情绪波动之后，我会试图思考一些问题。这也是我自己调节情绪的一种方式——用思考代替情感。我们在做咨询的时候，实际上采用的也是这样一个套路。**弗洛伊德说："哪里有情绪的大脑，哪里就有智慧的大脑。"**这里所说的智慧，就是用思考来代替情感。

关于创伤

在创伤干预工作中，我都会告诉经历了创伤的人，在那样的情况下，他们所有的反应都是正常的。如果你的内心没有出现敏感、抑郁、焦虑等平常看起来有问题的情绪，那反而不正常。所以现在如果这些情绪出现，你可以顺其自然，接纳它们，不与它们对抗，然后"该做什么就做什么"。有人问我，说他就是没有办法"该做什么就做什么"，就是觉得非常坐立不安、胸闷，一听到什么声音就会觉得那个声音好像穿透了他，该怎么办。我对他说，那也只能忍受了。他马上又会问"我忍不了怎么办呢"，我说这个时候可能需要考虑用一点药物。

关于控制

平时我们总把"控制"这个词作为贬义词使用，比如"你是不是想控制我"。但是在灾难面前，控制是一个褒义词。灾难导致失控，社会层面的失控会导致暴乱、歹徒抢劫等现象的出现。但疫情期间在武汉，这种现象我一例都没听说过。我们的社会始终处在一个高度可控的状态下，这当然跟我们国家人民自身有关系。

另外一种控制是与科学有关的。科学事关控制，科学的历史就是控制的历史。我们用科学来控制灾难，虽然到目前为止，有些灾难我们还没有办法完全控制，比如地震、海啸之类的灾难。我们用医学来控制寿命，现代医学极大地延长了人的平均寿命。我们国家最发达的城市之一——上海，1949 年时人均寿命是 40 多岁，现在达到了 80 多岁。政府在各个级别都有专门的疾病防控机构。与这次新冠肺炎疫情有关的就是对疾病的控制。

在这样大规模的社会层面以及医学等科学层面的控制之下，疫情很快得到了控制。可以想象，有多少人在为这个可喜的结果做出他们的贡献。总的来说，人类在控制自身、控制环境和控制自己的命运方面，不断地朝好的方向发展。

关于创伤与防御

回到关于创伤的话题。前文我提到，在疫情中，我对完全与我自己有关的创伤的评分只有 1 ～ 2 分。为什么只有 1 ～ 2 分呢？因为正如美国的一位精神分析师所说："只要有防御，就不会有创伤。"在从业过程中，我非常在乎当事人的自我功能情况如何。如果我们能够加强当事人的自我功能，那么他看心理医生的目的就达到了。换句话说，只要自我功能还在那里，个体就不会有创伤。请注意，我说的是"不会有创伤"，也就是说零创伤。我还有 1～2 分的创伤，这表示我的防御尚不够完备，如果足够完备的话，我应该零创伤。

为什么有些人防御得好，有些人防御得不好呢？这是由人格影响的。假如有这样一个人，他在这次疫情中跟我一样，没有经历亲人丧失等苦难，他却告诉我，他的创伤比我严重，比如说是 4 分，那么他比我多出来的 3 分，可能与这次疫情无关，而是由他早年已有的创伤导致的，这一次很罕见的灾难激活了他过去的创伤。如果我们本身的人格比较"结实"，遇到这样的事情时我们就不会受到太大冲击。

关于心理平台的危机干预热线

同行们在疫情中设立的心理危机干预热线，实际上打进的人很少，这对我们来说是一个提醒：也许没有那么多人需要我们的帮助。有人说人们之所以不拨打心理危机热线，是因为打了热线也不知从何说起，这恰好表明没有太紧急的需要。情感隔离在这个时候是一件好事，待着不出门、逃避现实也是好的，有一个非常人本主义的口号就叫作"不出门、不给别人添乱，就是做贡献"。也有一些人可能会因为这种长时间的慢性刺激而真的出现一些问题，我们这些专业人员需要做好准备，为这些人提供帮助。比如我有一个不太成熟的计划：搞一个公益性的长程治疗小组，象征性地收一点费用，比如说一个人一元钱，让大家坐在一起聊一聊。

关于科学

除了上述与疫情中的情绪、创伤与干预比较直接相关的话题以外，我还想从心理的角度，聊一聊对一些疫情中凸显出的社会问题的看法。

我认为用地域来区分科学是有问题的，比如西医、中医，那么我在武汉，是不是也可以搞一套"武汉医学"？其他学科如果出现这种情况，比如中国物理学、希腊化学，荒唐感马上就表现出来了，所以我不太主张用地域来为科学分类。我唯一同意的就是按照时代来分，比如现代医学、近代医学和古代医学，这样会减少很多冲突。

有的人永远在嘲笑科技的进步，他们看不到现代科学给我们带来的安全和幸福，仅仅盯着科学带来的那些不好的方面，说这是科学本身的问题。但是仔细想一想，科学所带来的那些副作用，恰好是因为科学本身还不够发达。只要人类以共同的福祉为目的发展科学，科学带来的好处就一定会远远大于它带来的弊端。为什么有些人，他和他家人的健康、寿命都被现代科学保护着，却攻击现代科学，让自己显得像原始人？对此我想给出一个动力学解释，我觉得这有可能是一种移情，这样的人表面上仿佛在对抗自己的养育者，但是在更深的层次，他们对养育者的依恋使他们产生了羞耻感，他们便把对养育者的依恋投注到一个象征性的物品上，比如说那些古老的东西。

总的来说，科学是发展的，不断摆脱过去的局限性，解决一些过去无法解决的事情。相比于传统医学，现代医学能治愈更多、更复杂的疾病。比如说，曾经让上亿人死亡的天花，就被现代医学彻底从这个星球上抹去了，从此以后世上不再有天花这个疾病。

关于盲目求"神"医

对于"病急乱投医"这个现象，我们可以探索它背后的心理需要。一种可能的原因是，重大灾难激活了一些人内心最原始的恐惧。他们找

"神"医，与其说是为了治病，倒不如说是为了获得无所不能的母爱。

还有一种可能的原因就是安慰剂效应。试想：我得了病，就在家门口找一个连行医执照都没有的诊所看一看。医生一脸慈祥，对我的态度非常温和，给了我一点药吃，我就奇迹般地好了。其中一部分的治疗效果可能来自安慰剂效应。安慰剂效应大概占总体治疗效果的15%，这是有精确统计的。怎样消除安慰剂效应带来的一些非真实的结果呢？为此科学家发明了所谓的双盲对照实验。我们精神科的人可能有很多关于"用安慰剂像用神药一样"的体验。比如我曾有好几个睡不着的病人，都被我用维生素C部分治好了，或者是在某一个阶段治好了。

关于冲突背后的心理学解释

在疫情中我发现，我们在就认知问题争论的时候，往往容易卷入情绪。典型的思维就是："你如果不同意我的看法，你就是跟我过不去，所以我很生气。"我觉得这已经成为一种社会现象。

武汉曾发生两起杀人案。一起是某天早上一个人去面馆吃面，为一块钱与老板发生争论，就把老板杀死了；另一起是在某一个小区的商店里，快递员把老板杀死了。这种事件背后有很多与心理学相关的内容。这些冲动杀人者不仅把认知层面的冲突转换成了情绪冲突，还把情绪冲突见诸行动。这些人的人格里有很多没有被语言化的东西，也就是说可能在他们两岁之前的非语言期中，有重大的创伤性事件导致了发育的停滞。

关于道歉

在我们的生活中经常出现一些纠缠不清的场景：一方说"你要道

歉"，另一方说"我就是不道歉"。我将这种现象命名为"道歉亚文化"。人们总是为了一点小事就要别人道歉，疫情期间，被隔离的时间太长了，这种现象出现得也更为频繁。对此我很想做几个动力学解释。

- 第一种解释：可能是对亲密需要的防御。我本来想说的是我爱你，我喜欢你，希望我们的关系浓度更高一点，希望你能更多地满足我的需要。但是我羞于让你和我自己看到我对你的需要，所以我就要求你对我道歉，用这种高浓度的情感联结方式让你与我发生亲密关系。反之，如果我们能够让自己越来越不羞于对他人表达爱与关心，不羞于表达自己需要爱、需要被关注，那么我们就不需要通过道歉亚文化来满足需要，把人与人之间的关系搞得火药味十足了。

- 第二种解释：关系没有分化。用道歉制造的联结，好像是一个伪装了的、与妈妈连接着的脐带，这反映出个体看不清楚与别人的边界。

- 第三种解释：可能是在通过要求"你必须向我道歉"，来转移自己人格层面的羞耻感。我在潜意识中觉得自己做了一些让自己觉得羞耻的事情，一直处在小剂量的屈辱中，一旦遇到一件事，我就把它夸大，要求你向我道歉，实际上是想让你也体会一下我总是在体验的屈辱感，因为向别人道歉不是一件舒服的事情。

关于感恩

感恩是一件自然而然发生的事情，一个人不需要被教育而懂得感恩，被教育的感恩可能只会制造与感恩相反的东西。

Q&A
答读者问

Q（方新）：曾老师先分享了自己的无力感，然后又分享了自己如何找到控制感，比如通过隔离等防御手段，以及对科学、医学、哲学的学习和思考来重新找到控制感。曾老师相信经过创伤之后，每个人都有一个自然的疗愈过程。我想每个人在疫情面前，可能都有失控的感觉。曾老师分享自己的整个心路历程，我也在反思和学习。可能有读者看过我的一个教学视频，从行为的四个层面教大家怎么哭，我自己就是那么哭的。哭完以后，可能我就可以去干活了，感觉舒服了很多，不过这一方法的效果也可能存在性别差异。我本人除了讲课、督导等专业活动，还在家做饭，做包子、饺子、黏豆包等，这是我自己处理创伤的方式。我想每个人都有自己加工创伤的独特方式和节奏，对吗？

A（曾奇峰）：每个人都有自己的独门绝技。我在这次疫情中尝试了包包子，也创造了几道新菜，这也是一种防御的方式。我把注意力用在做饭、做家务上面，把注意力从在手机上读悲伤的故事中转移开。

Q（张海音）：在灾难中人们需要控制感，比如这次新冠肺炎疫情中，我们动用举国之力，和武汉一起去获得这种控制感。但这会不会影响我们想要在哀伤里面多待一会儿、多体验一会儿的需求？奋力地控制会不会掩盖掉我们内心一些真实的东西？

如果我们在心理感受上感到无所不能、一切目标都能够达到、一切困难都能够克服，这样一个总要向上或者掌控的心理上的努力，会不会影响我们体验一些情绪？

A（曾奇峰）：你的担心是对的。我相信有这样一些人，他们不会让自己的情绪立即变好，可能会故意延长创伤感受持续的时间。我甚至有一个与你提出的问题相反的担心，就是我们有一些同胞，可能会对伤感和抑郁情绪成瘾，有受虐的倾向。他们人格中那些容易坠落向抑郁的因素都被激活了，于是他们利用外界的事情来让自己有理由在抑郁或者是自虐状态的时间里待更长的时间。

对此我有两点与读者分享。第一，我们会看到很多的争吵，有些争吵是非常有意义的。但是某些无谓的争吵，不能引出建设性的结果，只是在发泄情绪，其中实际上也有一些可以被动力学解释的东西。我怀疑在哀伤的情况下，有人把与他人吵架或者指责他人作为自己哀悼的一部分。就像在多子女家庭里，假如父亲去世了，有些时候子女表达哀悼的方式是指责另外一个子女没有因丧亲而表现出哀伤，还（和往常一样）同别人打牌。我们心理专业的人知道，不能认为哭得最厉害的那个人比打牌的那个人更爱爸爸。说不定那个用打牌这种方式来哀悼爸爸的人，内心的创伤更重。指责其他子女不孝顺、哀悼不够的人，正在用这种指责的方式来哀悼。在疫情中出现的诸多争论中间，也有一部分属于这种情况，用指责的方式来表达哀伤。

第二，如果我过度哀伤，把自己扮演成一个超级抑郁的人，这也可能是人格中表演性的部分在作怪，即夸大自我的创伤。对于多出来的这个部分，我个人会非常警惕。

Q：一个人大哭的时候帮助他用理性控制情绪和给他递一包纸巾，哪种支持更有效？

A（曾奇峰）：这需要看具体的情况。精神分析专业的人都知道，在来访者哭的时候，我们是不能给他递纸巾的，因为递纸巾有可能是我们的需要，而不是他的需要，是我们在防御自己因为没办法帮助他而产生的内疚感。帮助来访者用理性控制情绪不能在急性创伤期进行，在急性创伤期，我们要让来访者接受自己的情绪。在急性创伤的场景，我们为来访者做的事情就是端茶送水，像居委会的安抚工作一样。我们要接受他的情绪，并让他的情绪自由地流动，而不是让他从无限的悲伤中马上好转，变成高高兴兴的人，我们绝不干这样的事情。我曾经对一个处在极度悲伤状态中的人说，"想象一下你正在以每小时100千米的速度开车，如果突然让你做一个90度甚至180度的转弯，会发生什么情况？结果就是那辆车会散架"。人的情绪也是如此，我们不能过快地改变来访者的情绪，效果不是第一，让来访者的情绪被接纳，平滑、缓慢地改变，按照自然规律的轨迹改变才是最重要的。有时候我们想立刻就让一个人高兴起来，可能是在满足我们的自恋和控制感。

A（杨凤池）：有时候我会对来访者说，"现在你有很多的悲伤，你哭得不够痛快，应该放声大哭"。我们在专业设置的框架里对他有保护，在这种保护下，我们不应止住他的情绪，而应让他释放出来。

Q：情感隔离是一个好方法，但当疫情过去，当我们终于可以哀悼和纪念那些逝去的人们的时候，哀伤辅导需求会爆发式地增加吗？作为专业人员，您建议我们怎么提供这方面的帮助呢？特别是对于不同流派的咨询师，您有什么建议？

A（曾奇峰）：我不觉得在社会层面会出现心理问题的爆发。可能一些人会持续地有一些心理问题。情感隔离是一个好方法，在隔离中，情况慢慢好转之后，一个人会顺应自然规律，凭借那种天然的康复能

道・创伤事件的觉悟

力自己复苏，自然就不需要情感隔离了，"该做什么就做什么"，我们要相信自我功能会达到这样的效果。所有的防御都是有帮助的，只不过有时候我们使用低级的防御可能达不到保护的效果。

在危机干预中没有任何学派之分，不管你是精神分析还是行为主义出身，都必须遵守危机干预规则，这是危机干预的"基本法则"。童慧琦博士翻译了《心理急救现场操作指南》，在危机干预中，那本书里提到的方法是优先于所有学派的，我们就按照那本书里讲的来做就可以。

Q：有没有可能您说的大部分人不需要心理帮助，打干预热线的人很少，其实其中一部分原因是隔离，是创伤更严重的表现？您的意思是从专业角度说，如果他们遇到的问题没有影响到他们的功能，他们不求助，那么我们就不帮助？

A（曾奇峰）：大多数人不需要我们的帮助。他们会以自己的方式去应对。每个人都有自己的方式来应对灾难。

A（杨凤池）：汶川地震的时候，我去了四川灾区。我们当时在北京，临出发前，焦虑、紧张、恐惧、敏感情绪很重，我们带着这些情绪去到灾区。到了灾区，当我们看见受灾群众的时候，悬着的心有一半就放下了。工作一段时间以后，我们就不像在北京时那么焦虑了。远离灾区的时候，我们想象灾区群众痛不欲生，悲痛欲绝，可是真正到了灾区，感受是不同的。有一次在德阳，晚上在帐篷里开会，我们连彼此说话的声音都听不清，因为隔壁的帐篷里传来搓麻将的声音。我特别欣赏曾老师说的，有一部分是天道，不是超自然力，也不是迷信，而是在人的身体，在人的精神活动世界中，有一股很强大的自我保护和自我疗愈的力量。在当下的社会中，好像有一种"心理万能"的趋势，比如一到高考之前，各大媒体就来找我讲高考焦虑。对此我是拒绝的，本来这不是一个大问题，讲来讲去，最后真成了一个严重的问题。

A（曾奇峰）：还有人提问，在一线的医护人员需不需要找心理医生。我的看法是可以给一线的医护人员配置心理咨询室和心理医生，并告知所有的医护人员有这样的地方。如果他们来，心理医生就帮助他们；如果他们不来，心理医生绝不主动问"你们需不需要帮忙"。

道·创伤事件的觉悟

推荐书单

关于科学与信仰之间的冲突、先进与落后之间的冲突，以及相关的思考，我给大家介绍两本书。

第一本是《当下的启蒙》，作者是美国顶级认知心理学家史蒂芬·平克（Steven Pinker）。它用大量精确的事实以及深邃的思考，来说明人类在一步步朝好的方向发展。这是对悲观主义者的一种批评。为什么有人愿意变成一个悲观主义者？也许是因为他觉得悲观很优雅，或者是觉得皱着眉头抑郁的时候，为人类的前途感到担忧的时候，显得很深沉。但是现在，尤其是读了这本书之后，我们知道这种担心其实是浅薄的，这种抑郁也是浅薄的，乐观主义第一次变得非常深刻。书中提到了启蒙运动的四大理念：理性、科学、人文主义及进步。

我们需要用理性来代替情感，情感应该只用在相爱的人之间。那些负性情感是可以被转化的，但是在转化之前，它们需要被接纳。我们高级的防御方式不是情感隔离，虽然我最近反复使用情感隔离这种不那么高级的防御方式。

第二本书是丹·布朗（Dan Brown）的《本源》，喜欢读小说的读者肯定对这个名字很熟悉。他的故事情节引人入胜，在情节中融入了很多关于科学与宗教的思考。好的书要会讲故事，不要总追求文以载道，不必追求通过讲故事给读者一些教育意义，让读者从中学到些什么，变成一个高尚的人，一个脱离了低级趣味的人。我曾经在一个班上，跟一群人一起讨论过，一个人为什么没办法完整流畅地写作，优雅地讲一个故事。对此我们曾经做过超过 300 个的动力学解释，每个解释都挺好玩。

最后，我想提前推荐一本名为《心理动力学心理治疗研究：基于循证的实践和基于实践的循证》的书。这本书我目前还在审校当中。大家可以去我的新浪微博看一看，书的作者写的前言非常精彩，把道理讲得很明白，是学术著作序言的典范。

每个人都生活在小环境和大环境当中，都会受

环境，或许真的可以积极主动地去改善环境。不管

到环境的影响、塑造，有时候我们不仅仅需要适应

曾经历怎样的黑暗，都要相信光，相信人。

——徐凯文

02

穿越至暗时刻的光
直面生死

徐凯文

　　"穿越至暗时刻的光"这句话来自我的一个来访者写给我的一段文字。我在北京大学学生心理健康教育与咨询中心工作，最近十几年来的主要工作除了一般的心理咨询，就是危机干预。危机干预有两个主要方面：一方面是自杀预防，另一方面是大型灾难之后的危机事件干预。

　　法国著名思想家、哲学家加缪有一句哲学名言："真正严肃的哲学问题只有一个……判断人生值不值得活，等于回答哲学的根本问题。"在我的临床实践中，我经常和个案讨论这样的问题，尤其是大学生的个案，所以我也深有感触。从我的角度来看，真正严肃的心理健康问题只有一个，就是直面生死。我现在研究自杀预测，我指导的学生做的研究项目的题目都与自杀预测以及对潜在自杀者使用的语言的人工智能学习有关，我们想尽各种办法，希望能够在人群中识别出需要帮助的人，因为提供帮助可能救他们的命。如何评判危机干预是否有效？答案是清晰而又真实的：如果有效，干预对象就有了活下去的希望；如果无效，可能之后他真的会离开这个世界。随着危机干预相关经验的积累，我们发现在干预中有越来越多对"生命的价值和意义究竟是什么"的探讨，处于危机中的人想要得到关于人的最根本问题的答案。

接下来我会讲七个故事，关于危机干预的七个主题。我想讲的不仅仅是自杀干预，也不仅仅是灾后救援，而主要是从一些不太一样的视角来看待我们遭遇的危机，我不会完全从心理学视角讲述。

第一个主题关于汶川地震后的失独家庭。我目前致力于一项灾后心理急救人员和心理创伤咨询师的培养工作，希望做三年的深入长期工作，培养 500 名心理咨询师、社会工作者和公益人，再从中培养100 名心理创伤咨询师。为什么要这样做？因为汶川地震后，虽然我们做了大量心理干预工作，但是在跟踪了十个失独家庭后，我发现最需要帮助的人实际上没有得到帮助。在新冠肺炎疫情中，我觉得我们的心理工作比汶川地震后做得好很多，更有组织，更有序，更有政府的主导，包括指导。我希望在这种长期的心理创伤治疗当中，我们能够贡献更多的力量。

第二个主题讨论文化的问题，我从台湾女孩林奕含讲起，她在被性侵之后最终自杀。我希望从悲伤中展开一些反思，包括对心理治疗理论的反思。

第三个主题讨论现今文化和体制会对我们心理学的实际应用产生的影响。我会讨论我们文化下的主动干预模式与西方有怎样的不同。

第四个主题关于某工厂出现的连续自杀事件。当这样的危机发生时心理学能够起什么作用？我们怎么样才使一个越来越失控的疯狂、复杂的自杀传染事件戛然而止？

第五个主题关于我在监狱里进行心理矫正工作的经历。我的博士论文研究反社会人格障碍，是在监狱里做的，我在监狱里学到很多。但是在监狱里进行心理矫正工作的经验也告诉我，好像与具体的心理学技术相比，社会环境起着更大的作用。

第六个主题关于近年来我在理论上思考得最多的"空心病"，很多人是因为这个词而认识我。我将谈一谈我的"空心病"来访者的故事。

在第七个主题中，我简单讨论我对原生家庭问题的看法。近年来原生家庭已经成为一个特别流行的词，好像至少在知识分子群体中已经是耳熟能详的了。最后，我将讲述我和危机干预来访者之间的那些温暖我的时刻。

故事一 社会与政策：映秀失独家庭与中国人的自杀率骤降现象

我加入汶川地震后的援助队伍是因为一个偶然的机会。大河报的记者朱长振找到我，说他一直在跟踪一些映秀的地震失独家庭，写了一篇报道，想请我做一下点评。我听到这件事时感到很羞愧，知道失独家庭有严重的心理创伤，但心理学界没有做足够扎实的工作，反而是一个记者做得很好。所以，我从汶川地震五周年起加入了他的团队，跟他一起去四川，开始跟踪和研究十个失独家庭。

这十个失独家庭都有了比较严重的心理创伤和抑郁症的表现。其中有一个特别典型、严重的个案，是一位女性，在汶川地震中失去了唯一的孩子。她的床头就放着遇难者的照片，她有严重的抑郁症，社会功能严重受损，和丈夫的关系也濒临破裂。我第一次见到她是在都江堰，当时我评估她的情况，问题还是很严重。我拜托了四川大学的肖旭教授、华西医院的张岚主任帮助这个失独家庭，他们都欣然同意。当我在地震十周年回访的时候，发现他们有了很大的变化，抑郁症和创伤后应激障碍消失了。可我知道他们并没有去找那两位专家。他们是怎么好起来的呢？我觉得主要有两点原因。第一，国家的政策。政府为他们提供了免费的住房，而且按照一家三口来计算，每人28平方米。政府还提供了养老保险，他们满50岁以后就有退休金可以拿。国家颁布了好的重建政策，给了他们心理改善的物质基础。第二，社会支持。原来的乡亲、亲戚朋友都住在一起，彼此非常熟悉，他们可以一起打麻将、旅游、打零工，这种社会支持的力量也是很强大的。在这些因素的帮助下，这对夫妻确实恢复得非常不错。

我认为医生、心理咨询师往往比较容易只关注个体，而缺乏更整体的理解视角。我想讲一个事实：最近的30年里，全世界范围内自杀率是升高的，而中国人的自杀率逐年急剧下降，从每10万人22～23例降低到每10万人9.8例，这几年甚至更低。记得这一报告刚发表的时候，其结果是受到质疑的，因为西方研究显示94%的自杀者都是精神疾病患者，精神疾病的发病率越高，自杀率就越高；中国的情况却不是这样。数据显示，中国最近二三十年里精神障碍的整体患病率明显上升，从1%左右上升到17.5%，但是中国人的自杀率恰恰相反，明显下降了约60%，体现出非常大的中西方差异。

中国自杀率下降的主要原因是农村的自杀率下降，相关的主要人群是农村妇女。我做精神科医生的时候，急诊抢救过的病人大多是农村妇女，都是喝农药自杀。农村妇女自杀的主要原因是对家庭暴力和对女性歧视的反抗，北大的吴飞教授从农村田野研究中得出的结论是，很多农村妇女以死来反抗非正义。那么农村妇女的自杀率为什么急剧下降呢？实际上，自杀率的下降跟中国劳动力从农村向城市转移有着莫大的关系。简而言之，中国的农村妇女原来之所以被欺负，是因为社会经济地位较低，没有财产；现在因为改革开放，劳动力向城市转移，农村妇女可以到城市里打工谋生，她们的生计问题可以得到解决，所以不用以死抗争。要阻止 14 亿人中每年超过 20 万人自杀致死，这是一个看起来不可能完成的任务，但时代的变迁和经济的发展让这一目标成为现实（尽管经济发展似乎也带来了精神障碍患病率的提高）。我认为我们作为咨询师，应该不仅仅低头看路，也要抬头看天，看看全局是怎样的。

故事二 文化与信念：林奕含的悲剧

第二个主题关于" belief"，不是认知行为治疗中的认知，而是某种信念和观点，它支配着我们的行为和感受。我想讲的是林奕含的故事，如果你是一个心理咨询师，你应该关注过这个女孩。我第一次关注她大概是因为她写了一本小说，叫《房思琪的初恋乐园》。她接受媒体采访时承认书中写的就是她自己的经历。她曾被补习班的老师诱奸，才貌双全的她后来考上了台北医学大学，后来因为抑郁症退学了，又上了另一所大学，一直接受治疗。关于林奕含的视频中，有一段话给我留下了十分深刻的印象。林奕含的精神科医师在认识她几年之后，对她说："你是经过'战争'的人……"我想，对于被性侵犯这么严重的创伤，医生的"解释"和"共情"是否在强化受害者的羞耻和绝望？2005 年关于性创伤经历的全球性调查、荟萃分析发现，多达 20% 的女性，以及 5%～10% 的男性在成年之前有过性创伤经历。尽管这种创伤经历并不少见，但是医生应该告诉来访者，他们经历的事情如此可怕、无法改变吗？

林奕含说："这个故事折磨、摧毁了我的一生……房思琪式的强暴，是人类历史上最大规模的屠杀。"我们一直强调性创伤是非常严重的，但是最严重的并不是创伤本身，而是被侵犯者认为"在经历这件事情之后，我不干净了，我是脏的，我是没有希望的"。这一想法看起来像是一个不合理的信念，但是这个不合理信念背后是什么？是因为他周围的人真的会这样讲。我有过很多与性侵有关的个案，我也曾经为三个案子做专家证人。所有案例中的共同点是被侵犯者感到极其羞耻，认为周围人都会觉得这是他们的问题。如果经历一次创伤之后能够被同情和支持，被侵犯者可能可以从创伤中恢复；但是如果被歧视，后果不堪想象。

我指导的研究生就在做关于对性侵受害者的歧见的研究，已经有一万多名大学生参与了这项研究。我们发现这种信念、观念、偏见仍然很严重。比如很多人会认为强奸之所以发生，是因为男性的性欲本来就是无法控制的，等等。很多时候，造成危机的可能是我们的某种观念。当我们认同了这样一种文化观念之后，它的不合理性又与环境、文化相契合，就显得更难改变。从这个意义上来说，我支持受害者能够一起站出来，能够去面对自己的创伤，不再因为受过伤害而感到羞耻，不再认为自己才是那个犯错的人，也不再忧惧这样的经历是终生无法摆脱的噩梦。

再举个简单例子——进食障碍。我记得大概是 1994 年的时候，我在上医学院读文献时第一次读到进食障碍，当时无法理解为什么有人不喜欢吃东西，然后活活把自己饿死。后来，2000 年我有了第一个厌食症的来访者，后来一直都有，持续到现在。进食障碍的产生显然与以瘦为美的文化有一些关联，所以改变它的根本方法，除了我们已有的家庭治疗、行为治疗等技术以外，恐怕更重要的是要改变我们"越瘦越好看"的文化观念。在西方也有这样的实践，他们通过立法来解决心理健康问题，还很有成效——凡是体重指数（BMI）未达到最低标准（过瘦）的模特和明星，不可以上 T 台，不可以走秀，不可以上时尚杂志封面。我认为，文化对人心理健康有深层次的影响，但目前研究还甚少。

故事三　文化与体制：主动干预

我一直觉得应该有一些事半功倍的方式来解决大范围人群的问题，比如文化与体制。我们国家和民族的一大特点就是人很多，所以小国的治理方式可能对于中国来说不太适合。

举个例子，2015 年初的时候，我有一个学生有机会去哈佛大学交换，面试的时候他被问到了一个问题：麻省理工学院（MIT）在 2014 年的时候自杀的学生是六个，自杀率是多少？MIT 有一万多名学生，自杀率是每 10 万人 58 例。那时候中国整体的自杀率高于美国，但是中国大学生的自杀率是远低于美国的，美国大学生自杀率为每 10 万人 6.5 例，教育部的数据显示，中国大学生的平均自杀率为每 10 万人 1.24 例。是什么导致了这一现象呢？

论大学心理工作的资源和实力，美国大学无疑是强于中国大学的，以 MIT 和北大心理健康中心为例，北大 2014 年只有 9 位专业心理咨询师，我们要服务四万多名学生；MIT 有 24 位专业人员，他们有各种各样的学术、实践背景和丰富的经验，服务一万多名学生。

那么到底为什么中国大学自杀率更低呢？我认为，一个很重要的因素是中国的文化和体制——主动关心，主动干预。举个例子，我有一位来访者本来在国外读大学，后来被学校勒令退学。退学之前他其实已经严重抑郁，一年半的时间没有去上课，却没有人管他。一年半以后父母突然收到一封邮件，说他们的儿子被退学了，因为他一年半没有上课。我觉得这件事情在中国的大学是不可想象的，可能你两天没去上课，辅导员就要到宿舍找你。

我们的文化和体制的特点就是非常团结，非常集体主义，为实现挽救生命的目标，我们会齐心协力，不会计算为挽救生命付出的经济成本，不惜代价挽救生命，因此效率很高。这在新冠肺炎抗疫工作中也得到了充分体现。我们去国外大学访问的时候，他们的心理中心主任居然不知道学校每年有多少学生自杀，因为只要学生不去心理咨询中心求助，中心就毫无责任，学生自杀主要由警察管。这可能就体现出个体主义文化和集体主义文化的一点差异。在我们的文化和体制下，我们会把生命看成头等大事。积极主动地评估和干预的方式，可能是我们有效危机干预的重要文化和体制基础。

故事四 媒体与网络：某大型工厂的自杀事件

2010 年，樊富珉教授邀请我和她一起去某家大型工厂做危机干预。当时我们站在一个企业的角度考虑怎样去做危机预防和处理，做了培训和访谈。那之前连续四个月，工厂里每月都会发生一起自杀事件。整个工厂有42万人，我当时觉得危机情况需要干预，但是也属正常，没想到后来发生了自杀传染。

我们离开的那天，代表工厂接待我们的副总裁告诉我说当天电视台会去采访，我记住了这句话，但是完全没有意识到这可能是整个事情的转折点。电视台报道了以后，外界开始关注这件事情。电视台报道没有错，这么大规模的工厂自然容易引起媒体的关注。但是当全世界都关注这家工厂后，自杀发生的频率越来越高，从一个月一起到一周一起，最后变成一天两起，这是一个加速的、疯狂的自杀传染过程。那时自媒体还没有蓬勃发展，如果这样的事件发生在今天，恐怕这种令人恐慌的自杀传染会更加严重。

焦虑和恐慌会传染，就像在疫情中，当每天打开电视看到的都是全世界各地疫情的时候，我们会更加焦虑。半个月后我再去这家工厂，那时候的气氛与半个月前完全不一样，工厂陷入了极其焦虑和恐慌的气氛中。我们有一个很大的专家团队，关于如何制止自杀的观点差异很大，冲突、对立严重，但经过讨论，我们的专家团队最后达成了共识，就是青年工人的生命是最重要的，为了挽救他们的生命，我们可以做任何事情。我觉得这是我经历过的最好的学术讨论。我们当时做的有效干预并不是传统意义上的危机干预，并不是心理干预。我们干预的是媒体，我们向政府建言献策，要求媒体停止过度、不科学的报道，按照世界卫生组织（WHO）的报道自杀的原则来进行报道。政府的实施效率非常之高，提出建言第二天就落实到位，后来自杀传染戛然而止。这可以说是一个奇迹。我们没有办法证明我们建言的干预措施和自杀终止有着必然的因果联系，其中有很多不可控制的偶然因素，但是事实就是在我们的建议落实后，自杀传染就停止了。我们影响了媒体，用更科学的方式报道自杀，就好像我们用科学的方式抗疫一样，能够产生奇迹。

故事五　社会机构与环境：北京监狱服刑人员

我们的社会环境发生了很大的变化，比如北京有胡同减少的趋势，胡同减少意味着生活方式的改变。我们从前生活在一个传统的、人们稳定单纯相处的、人情的社会中。它是非常平面的，没有高楼，都是四合院或者胡同，我们认识里面的所有人家，那时真可谓远亲不如近邻。我小时候去幼儿园、小学都是邻居带我去的，人们彼此之间很有人情味。从现在的心理学观念来看，那时的社会支持非常好。

存在主义哲学有一个观点，认为我们的焦虑来自我们过度的自由，我觉得很有道理。从某种意义上说有更多自由是更好的，但是随着自由而来的是某种自我认同的难以实现。当家族结构、原有的基本社会支持体系瓦解以后，我们自我认同就会更难以实现，形成更多的自我认同危机。好像我们有很多的选择，但是我们也有严重的选择焦虑和安全感的缺乏。

环境对我们产生着很大的影响。我的博士论文写的是在监狱里做的关于反社会人格障碍的研究。当时选这个题目是因为所有精神病学和变态心理学教科书都说反社会人格不可矫正，矫正只是偶发事件，所以我当时想挑战一下不可能。我在北京监狱系统地做了三年的研究，从3000多名暴力罪犯中筛选出来30多名反社会特征最明显的罪犯进行心理干预。干预的最后，我做了大概两个月的共情缺陷干预。做完以后就放了寒假，过完年我对他们做回访，要做重测，那些参加我的干预的罪犯看到我感到特别亲切，因为有一段时间没见了，之前做干预时相处得很好。其中有一名罪犯对我说的话给我的印象尤为深刻。他告诉我："我参加你的这个团体让我晚出狱半年，因为有两个月时间没有出工，但是我心甘情愿，如果你下次再来举办团体辅导一定要叫我。"他还说他因为把一张照片从报纸上剪下来贴在床头被处分了，因为在监狱里不能有个人物品。那张照片是我们的团体辅导做完以后，所有参加团体的罪犯和咨询师集体拍的一张大合影。我问他："报纸就在你手里，你要看这张照片随时可以看，为什么还要剪下来贴在床头？"他说："因为参加你的辅导，我入狱那么多年来第一次感到温暖，第一次感到美好的东西。结束了两个月的团体辅导，当我回到这个牢房的时候，牢房里的人都还在明争暗斗，还在相互下黑手，我觉得非常冰冷。当我感到非常冰冷的时候，当我觉得内心很暗的时候，我就看看这张照片，会觉得好过一点。"

在那一刻我突然觉得我们的干预是无效的，因为导致他犯罪的环境没有改变，这个环境还是不断导致他产生新的恶念、新的愤怒、新的攻击性，在这样的情况下，我们的干预措施又能起到多大作用？我觉得心理学真正的干预必须包括环境的干预。无论一个个体多么独立，也始终在社会中，受制于环境。这个环境是个体身处的国家、民族、文化，以及周围的人的影响。如果环境没有改变，仅仅改变当下的个人肯定是不够的。

2015年，时任北大校长林建华到学校心理咨询中心来调研，他问，"我们怎样改变北大的校园环境，能使校园里的师生们心理更健康，感到更幸福？"我觉得这个问题太好了。例如我们可以让校园慢下来，北大校园现在有更多供师生随时坐下来的椅子、教学楼里的沙发。放缓整个校园的脚步，我们可以坐下来欣赏良辰美景，而不只是做个匆匆的过客，这就是一个改变"硬环境"的例子。

当然我们还要改变"软环境"，改变我们都沉浸其中的文化环境。当所有人都很焦虑的时候，你也很难不焦虑；当所有人都很舒服的时候，你也能放松下来。在心理咨询中，来访者的焦虑让他快要崩溃了，我们能够共情理解，但是我们不为他的情绪所带动，而是用我们稳定的情绪使来访者慢慢平静下来。在生活中，我们如何使整个环境稳定？我觉得我们对此的研究是不够的。

故事六　教育、"空心"与价值观：来访者的故事

教育、"空心"和价值观是我近几年最关注的领域。我遇到了很多"空心"来访者，其中有一位来访者是一名成绩非常优秀的学生，自杀未遂，我和她做了四年咨询。她一开始对自己状态的描述为极其不稳定，就像在茫茫大海上漂泊，看不到陆地，时不时感到恐惧。她说之前她为学习而学习，为了上北大、清华而学习，这个目标好像是不对的，但是好歹她有一个目标。可是当她真的实现了目标，如众人所羡慕的那样来到了北大，却发现为学习而学习是不对的，但是什么是对的呢？人生的意义和价值在哪里？这是她当时情绪崩溃、想要自杀的重要原因。

她曾经写道："我想我会跪着上吊，一种赎罪的姿态，过着没有尊严的一生，选择最能羞辱自己的死法。"当你读到这样的文字的时候，

你可能会以为她遭受过极大的心理创伤。其实没有，她的成长一直很顺利，她一直都很优秀，从来都是最好的学生、最好的孩子。她受到所有人的赞誉，所有人都喜欢她，但是她要让所有人都喜欢她这件事情本身就非常辛苦。"我这一辈子都在祈求道歉，因为我不够让人满意，为了表达对爱的人的愤怒，为了自杀，连发一条消息都要犹豫很久，这就是没有勇气的人的下场。我为曾经以及现在如此低声下气的自己感到非常的愤怒。"

近年来我在危机干预和心理咨询中，遇到的最重要的问题是，为什么人会那么讨厌甚至厌恶自己。或许这个问题可以用抑郁症、缺乏五羟色胺来解释，但问题是各种各样的抗抑郁药基本上都没有用。所以我提出了"空心病"的理论，"空心病"看起来像抑郁症，但是抗抑郁药及传统治疗方法似乎都不太有用。

刚才提到的女孩有非常强烈的孤独感，孤独到与这个世界没有任何的联系，她找不到自己，不知道自己是谁，不知道要成为怎样的人。这是一种现代人的迷茫，尼采说"上帝死了"，宗教被否定，也有一些哲学家说"人死了"。物质让人异化，使我们失去了人性中一些美好的部分。

自我的缺失和自我厌恶是迷茫的现代人非常明显的特征。我们不知道自己要成为什么样的人，所以我们按照别人的要求去做，成为别人希望我们成为的人。学生们需要面对很多的考试，在考试中努力让所有人满意的压力始终伴随着他们，他们便产生了对评价的愤怒、恐惧和厌恶。当学习成为一件非常功利的事情时，学习就和痛苦连在一起，所以厌学成为越来越普遍的现象。

我近年接触到的个案中，一半以上都是学业压力过大、厌学的个案，甚至厌学到有自杀倾向的程度。这不是因为感到痛苦想要自杀，而是因为不知道为什么活着，不知道活着的意义是什么。很多学生是非常优秀的，学业上非常出色，出类拔萃，但是他们不知道人生的价值、意义是什么，产生了自杀倾向。这些学生会有很长的病程，表现与传统的人格障碍和神经症都不同。我认为，他们最根本的问题是没有一个支撑自己、自我肯定的价值观，在精神上是空虚的。原来我们的精神世界是用理想和信念填补的，但当理想和信念缺位时，精神上的空虚就成为一个不可避免的议题。

我觉得这些案例对我而言是前所未有的挑战。因此我提出"空心病"理论，这里面有教育的因素，也有价值观缺失的因素。咨询师真的能够完全保持价值中立吗？如果来访者的问题就在价值观的缺失上，咨询师能不能把自己作为咨询的工具，不仅仅运用反移情，还能以自己作为一个有力量、对生活有积极态度、热爱生活的人去影响来访者？"我并不完美，但我是一个值得尊重的人。""值得尊重"在中国文化中的意思是人人可为圣贤，人生而有良知。我们在做有价值的、对的事情时，我们自我肯定；但是如果我们只追求功利，我们会从内心嫌弃自己。"空心"的来访者不断被逼着做一些他们认为没有价值和意义的事情，渐渐地他们就觉得人生没有价值和意义。比如他们为了考上好大学逼自己接受题海战术，为了有好工作放弃自己美好的选择，最终产生自我厌弃。由此可以看出，心理问题不可避免地与社会文化乃至整个世界紧密联系，我们大概没有办法只把它限定在歪曲的认知这一层面上。我们需要对生命有更深、更有厚度的理解。

去年，我经历了自己人生的痛，当我看着我的表妹和姨妈的生命一点点消失的时候，最大的感触就是当人意识到自己的人生正走向尽头时，会多么留恋自己的生命。明天本身就是那么幸福！我们怎么样才能将自己有限的生命过得充满价值和意义，真的是人生最重要的主题之一。当我们物质富足以后，我们在精神层面也需要"升级"。

让·鲍德里亚在《消费社会》里谈道："异化了的人绝不只是一个衰竭而贫乏，但在本质上仍完整如故的人，而是一个颠倒了的人，变成恶，变成自己敌人的人、反对自己的人。"

我们常常批评现在的大学生是精致的利己主义者，他们是怎么被培养出来的呢？大概都是精致的利己主义父母、老师培养出来的，我们作为师长没有做价值观正确、值得孩子尊重的事情，而是一味利己，会让我们的孩子、学生对这个世界失望，很多抑郁正源于此。

故事七　那些温暖我的时刻

原生家庭是一个太过流行的词，似乎原生家庭就是我们问题的所有。经常有来访者对我说："好像我就活在一个宿命当中。由于家庭的影响，我不断经历失败，不知道为什么，我总是在同一个地方跌倒。"我最近20年可能做了上千起危机干预，总能在危机中不断前行，因为我知道我在做一件有价值和意义的事情，我也知道，我确实能够帮到他们，帮到这些在至暗时刻的人们。所以，我不认为原生家庭的影响是无法改变的宿命。

帮助我在这么多的危机干预工作中支撑下来的，还有一点，就是再黑暗的时刻，也仍有光在闪耀着。我从来访者那里学到很多，总有一些时刻温暖我。

十几年前，有一次不知何故，方舟子突然写博客文章攻击我，说我有心理疾病，有学生被我逼着跳楼了。这纯属谣言，转发到 500 条就可以追究刑事责任。他说有一年跳楼的是北大心理系的学生，就此写了一篇长文。2005 年确实有一位心理系的同学因精神分裂症跳楼自杀。方舟子当时在网上的影响力挺大的，他发了这样一条博客文章以后，有很多人评论。让我非常感动的是有一些评论者是我的来访者，他们力挺我，其中有一条令我印象特别深刻。这位来访者是一位已经毕业的北大学生，他除了反驳说从来没有某个学生被逼跳楼这样的事情，还写了一句："作为去过北京大学学生心理健康教育与咨询中心的人，我要谢谢徐老师，我是因为他而改变主意不去跳楼的北大学生之一。"我不知道他是谁，因为他用的是网名。我后来与他私信联系了一下，知道了大概是在他毕业前最彷徨的时候，我为他做过一次危机干预。由此我知道我做的那些工作看似平常，但是我在那个对他来说最重要的时刻尽力地理解和帮助他，他真的会铭记在心。

去年我收到一张很普通的小纸条，是一对学生夫妇送来的，写道："我们现在一切都好，还有了小宝宝。感谢你曾经给我们的无私帮助，希望我们的经历能够给你一些正能量。"我知道他们两位大概在两三年前，曾出现过严重的自杀危机。他们特意前来，希望给予我一些支持，希望我能够帮助到更多的人。那就是他们的心声。

我还曾经有过一个来访者，咨询关系已经结束七八年了，他有一天与我联系，因为他要根据他的经历写一部小说，想询问我当时对他问题的理解，以写进他的小说里。我同意了，我们约了一个时间谈。他突然发短信对我说，很长时间没有与我联系了，他换了几次手机，不再存有我的号码，但是当他想要与我联系的时候，居然能够把这 11

位数字准确无误地回忆出来。他之所以能够记得，不是因为他记性有多好，而是因为在他那段最糟糕的时间里，这个号码是他的紧急热线，是他最可信赖和依赖的号码。我从中感受到来访者的信任，知道在那段对他而言至暗的时刻当中，可能这个手机号码或者每周一次的咨询是他支撑下去的力量，并且他现在很好。后来他的作品也非常成功，这是一段非常美好的经历。

最后我想引用来访者写给我的一段话：

> 很多时候会想到，我曾经是一个非常无助的女生。19 岁的一天我坐在你面前泣不成声，我觉得非常无望。当时你告诉我，这已经是我的至暗时刻，生活会一点点亮起来……在那之后我又走了很远，在我人生一片黑暗的时候，你坚定有力地告诉我，我是金光闪闪的，我并不相信我自己，但我相信你。所以我相信我是好的，我是值得的。我很想跟你说，我现在过得很幸福。回头看那也确是我的至暗时刻，如今我已经忘记了所有的苦楚，也有信心再也不会掉到深渊中。

每个人都生活在小环境和大环境当中，都会受到环境的影响、塑造，有时候我们不仅仅需要适应环境，或许真的可以积极主动地去改善环境，这可能是更有效的危机应对方式。不管曾经历怎样的黑暗，都要相信光，相信人。

Q&A
答读者问

Q：在普遍快节奏、多选择的大环境中，如何改变环境，以减少父母的育儿焦虑和对自身的焦虑？

A：这次新冠肺炎疫情给了我们很明显的提示，大概最有想象力、创造力的人，最强的科幻作家都不会想到 2020 年全世界会被按下暂停键。整个社会越来越快的节奏、越来越大的压力，大概是我们产生心理健康问题的最主要的根源之一。大自然在告诉我们，我们需要反思。无论是我们个体还是整个社会、整个世界，应该在这场我们付出了惨痛代价的疫情当中学到这一点。我们的生活是可以慢下来的，从个体的角度来说，比如对于育儿焦虑，为什么我们一定要让孩子上最好的幼儿园、小学、初中、高中、大学？如果"最好"成为所有人的目标，那些不是最好的怎么办？我在谈"空心病"的时候也谈到，实际上所谓成绩好的学生，要比成绩差的学生压力大很多，因为他们要永远考第一。我们需要反思自己是不是要保持一种"什么都要争最好"的状态。

Q："空心病"现象是不是在名校学生之中更加突出？

A："空心病"之所以在这个时代出现，可能是因为整体压力越来越大了。我知道全国 12355 热线最近处理了很多自杀危机，原因就是压力骤增。很多问题与其说是个体问题，不如说是整个环境的问题。至于这一现象是不是名校学生中更突出，我会从这样一个角度来理解：当一个人的物质需要没有被满足时，他可能需要吃饱穿暖。一台彩电、冰箱可能就是一家人所有的快乐。当我们什么都有的时候，"买买买"带来的快乐就消失了。这个时候人类需要有更高的精神追求。如果从这个角度来说，学业上更成功的名校学生，有更强的对精神富足的渴求、希望。他们需要心灵"升级"。

Q：曾有品学兼优的 15 岁男孩对生命是否有意义产生怀疑，对于学生在现行教学体制下不满情绪的累积而产生自杀意念、走向楼顶的行为，专业人员如何来干预呢？

A：我在 2015 年最先使用"心理癌症"一词，后来逐渐觉得用"空心"更好，"空心"是一个现象，而不是一种疾病。我目前大概有一半的个案都是有这样特征的来访者。我做了一些探索，对一些人的干预很成功，他们积极地探索人生价值和意义。我觉得探索贯穿整个人生，没有固定的答案。他们之所以会出现自我厌恶，是因为他们在做自己觉得没有价值的事情。每个人对生命价值的理解是不一样的，我们作为咨询师需要做的可能是陪伴来访者去探索，人生本来就是一个一直在探索和回答的过程。

我认为家长和学校不应该逼着孩子做那些他们从内心觉得没有价值和意义的事情，比如从 90 分考到 95 分、98 分甚至 100 分，为此花成倍的时间做题目，让孩子无法做更有创造力的事情。弗兰克尔有一个重要的观点——人们在做有创造性的事情时能感受到意义。在做更好的、更高尚的、更美好的事情时，就会自我喜欢；如果我做功利性的、让自己看不起自己的事情，或者我的父母、老师做那些让我鄙夷的事情，我就会对这个世界感到绝望。

Q：中学心理老师可以给学生做哪些与生命价值和意义相关的教育？

A：简单说，我比较热爱中国传统文化，相信中国文化和智慧有大智慧。中国人相信人性本善，所谓人人可为圣贤。王阳明所说的"良知"，就是我们在做对的、有价值的事情时自我肯定，在做糟糕的事情时自我否定。新冠肺炎疫情告诉我们，我们可以放慢生活节奏，我们可以有更多的时间去体会生活本身的美好，可以有更远大的目标和理想，而不只是为稻粱谋。人生的价值和意义不只是考上大家公认的好学校，找到大家公认的好工作。中学老师可以以身作则，行为世范，把自己的生活过精彩，让学生感受到生命的美好。我想到自己的中学老师，其中有很多老师我至今钦佩，正因为他们身上有这样的特质，让我感受到了生命的美好。我认为老师需要做的不是告诉学生什么，而是做给他们看，行为世范，身体力行，让他们看到生命是如此美好的，让他们可以从老师身上感受到，而不只是知道。

回想当时，我们没有凤凰浴火重生这么积极的

命战斗。我们现在经历过来，才有了一种浴火重生

想法，就是被火烧得无望、绝望和恐惧，但仍然拼

的感觉。

——童俊

03

凤凰涅槃
在绝望感中逆行

童俊

　　新冠肺炎疫情期间，我在武汉，一直忙碌于灾后心理干预以及调研。2020 年 4 月的一天，我一大早收到一位美国同行的电子邮件，说美国一家很著名的精神病院里出现了护士和病人的感染。这个情景对我来说是一个刺激，让我想起那一段时间武汉的伤与痛，也把我拉回到过去，回到 2020 年伊始。我努力地回想几个月来到底发生了些什么。我想把这一过程整理一遍，却发现很难整理清楚。我发现自己像断片了一样，脑海中一片空白。虽然痛苦，但我仍努力回想，我可以保证的是，本章讲述的每一件事情都是真实的——即使不是我身边发生的，也是可以在公开发表的文章上见到的。这样一个还原"真实"

的过程，即使对我这样一个"身经百战"的人来说，也殊为不易。

疫情与创伤的开端

心理治疗的过程实际上是心理创伤被激活的过程，首先需要回顾，通过倾听、澄清、面质整理过去的"思维碎片"。这些常规的过程其实就是激活心理创伤的过程。对于个体而言，最难面对的就是创伤事实，因为创伤事实痛，所以我们使用很多防御机制，从而不去看它。在疫情中，我忙于灾后心理工作，没有太多时间浏览朋友圈，看到底发生了什么事情，但是我仍感觉到很多信息都集中在争论是非黑白，撕裂得很严重。站在社会学的角度，从社会创伤的视角来看，这就是一个心理创伤类的反应，人们在争论、在撕裂，甚至在搏命——真的有一点搏命的感觉。这个过程实际上就是心理创伤暴露 (exposure) 的开始。

我想站在一个专业心理卫生工作者的角度，对疫情与创伤的开端加以整理，尽量客观真实地谈谈我的看法。

第一阶段："谣言"还是"真相"

在 2019 年 12 月底接近元旦的时候，有医生发的朋友圈就提到了"SARS 病毒"。我记得在 2020 年元旦那天凌晨，我在朋友圈看到了这条消息。当时我愣了一下，接着心里就想：这应该是造谣，不会是真的吧？这其实是一种自然的心理反应——趋利避害是人的本能，要面对这么大的一个坏消息总是不容易的，特别是在新年这种喜庆的时刻。

2019 年 12 月 30 日前后，一位武汉市红十字会医院的神经内科医生在科室群里发了一条消息："第一，中心医院后湖院区确诊一例冠状病毒肺炎病例，注意洗手，戴口罩、手套；第二，SARS已基本确定，护士妹妹们别出去晃了。"这条信息不是发给我的，但这件事在《人物》三月刊上刊出。我后来在整理信息的时候想：如果当时我知道这条消息是从医院里传出来的，我会不会告诉我的咨询师朋友们呢？我想我一定会的，我会下意识地提醒他们防护，因为他们是我关心的人。

我当时接到了关于肺炎病毒的信息，但我持怀疑态度，什么都没有做。疫情得到控制后，我内心有一些对自己的责怪：好像别人都非常敏感，而我怎么那么不敏感，好像在那个时期没有做什么防护。我责怪自己说：我是一个精神分析师啊！作为一个经过多年专业训练的精神分析师，应该是非常敏感的，但是我就是感觉我没做什么。

实际上，我也不是什么都没做。我从2020年1月3日开始就通过相关领域内的朋友追踪此事。1月3日我问朋友："到底是什么病？我最近两天有点感冒，都不敢出去见人了。"1月4日、1月10日我都问过，朋友的回答与公开的信息没有什么不同，我没有感觉对方故意隐瞒，他应该也处于一个对病毒从不了解到了解的过程当中。1月10日后，我不想让朋友为难，就没有再询问……直到1月22日，我再与朋友联系时就在互道保重了。

此外，在这一阶段中我取消了几项家里和工作上的重大活动，包括原定于2020年4月下旬举办的中美培训项目。我后来想到，我的这种内疚感可能与幸存者的内疚感有关，我就是觉得自己做得不够。

第二阶段：精神病医院的隔离病房

2020年1月上旬和中旬，正如媒体报道过的，我所在的武汉精神卫生中心的一个病区有了发烧的病人，接着又有医护人员发烧了。这时候医院就警惕起来，也找了疾控中心的人员来做核酸检测，但是那时候还没办法检测出是否感染这种病毒，技术上还不能实现。我听到疾控中心的消息说不是SARS，觉得总算放心了，甚至有一点放松的感觉。

这种感觉没有持续多久。1月15日，我得到一个很确切的消息，某医院的某主任医师的先生呼吸道感染，已经出现了呼吸困难的症状，要转金银潭医院，但是金银潭医院已经没有床位了。我当时觉得这个消息太让人震惊了。

1月17日，精神卫生中心里精神科的ICU就改作隔离病房。那个时候的武汉实际上是什么样子的？当时我们身在武汉的人也不知道。但是我们知道很多人感染了，试想当一个精神病院的ICU病房都变成了隔离病房，变成了对抗疫情的战场的时候，其他的综合医院是什么状况？其中的艰难可想而知。

第三阶段："人传人"

1月20日，钟南山院士在电视上宣布了新冠肺炎能够人传人。我当时看到这个新闻，看到钟南山院士流泪，但是我还没有反应过来——人传人就人传人，为什么要哭呢？他还说武汉是一座英雄的城市，武汉人民是英雄的人民，这让我很诧异。我想我当时的诧异中包含了很多防御，以及自己对新冠肺炎病毒的不了解，没想到它会带来那么严重的影响。我接收信息的时候，总是一副很淡定的样子。我做了这么多年的精神分析，知道这是一种非常理智化的防御，我的焦虑总会延迟一段时间才出现，所以我表现得比较淡定。但是几天后，在我经历了"封城"之后，我就知道钟南山院士为什么要哭了。

第四阶段："封城"

1月22日是星期三，我出门诊。我的心理门诊有很多外地来的人，他们要挂上我的号不容易，有的时候会在医院附近的酒店里等着挂号。那天出门诊，我戴上了口罩，门诊的护士也在发口罩，对一些外地人我就劝他们近期不要来武汉了。有一对来自外地的父母带着孩子来看门诊，说不得不来了，因为孩子已经一星期没有进食，并且有自残行为。我给他开了住院证，收到我们心理医院的抑郁病房，这样可以通过输液给他补充能量，可以救命。但就在23日"封城"之后，因为医院里有人员感染，所以我们请这种非重症病人都出院了。此时已经"封城"，他们出院以后会去哪里呢？这可能是我感到内疚的一个原因，我没办法去问他们。他们可能就成了流落在武汉的外地人。

1月23日晚上，我发了我停止更新两个多月后的第一条朋友圈消息，把这种让我焦虑甚至有一点愤怒的事情说了出来。赵旭东教授在一个群里转发了我的文字，表达了对我们在武汉的同行的担忧和关心。我当时很感动，觉得他很敏感地捕捉到了不祥之兆，也对我们有共情的理解。其实这时，未来如何，我们内心是茫然的。

我3月看到一篇全球15个顶级研究所共同撰写的论文，推测在武汉"封城"之前基本传染数（R0）已达到了3.15，也就是说，在"封城"决定做出的时候，传染性已经达到了1个人传染3.15个人的程度。我在看到这篇论文的时候就想哭了。我终于知道，钟院士为什么在告诉大家人传人，说武汉是一座英雄的城市，武汉人民是英雄的人民时哭了。

1月23日上午7点44分，我用微信向医院院长请求指派任务，当天加入从国外征集防护物资的大军。在这一过程中，很多同行朋友都帮助过我，我不知道怎么感谢才好。

1月24日，我被邀请参加中国心理学会临床心理学注册工作委员会常委会，讨论武汉危机干预的情况。虽然我不是常委，但我在武汉，知道更多的信息。

1月25日，武汉市精神卫生中心（武汉市心理医院）心理危机干预应急小分队正式成立。我们整理了从2019年12月到2020年1月的热线电话，发现单纯咨询有关新冠肺炎知识的来电占比过半。从1月25日开始，我们每天接到的电话非常多。除了热线以外，如果有现场干预任务，我们应急小分队也必须去执行。

疫情暴发初期床位紧张，各种医疗物资匮乏，更让我们揪心的是，我们的同事不断感染。比如我们团队的王牮医生，他1月25日报名参加应急小分队。他是参加过汶川救援的心理危机干预人员，具有丰富的心理危机干预经验。但在1月26日他就发高烧到39℃以上，那时我的大脑中一片空白。我告诉自己，再焦急也一定要冷静，于是马上安排王牮医生到我们医院做肺部CT。当时核酸查不了，肺部CT是最重要的指标。武汉"封城"，不能开车，当时医院唯一的一辆救护车也跑坏了，医院就调了一些车当救护车用。但王牮医生的情况危急，他就直接从家里拖着病体徒步走到医院做了肺部的CT，结果显示双肺毛玻璃样，我知道他肯定病重了。我马上给一个定点医院的院长打电话，说："你无论如何也要给我一张床位，这个人我们是一定要救的，否则我就跟你绝交！"当时床位很紧张，他说："那好，你来吧！我想办法加。"等了两个小时，王医生从汉口被送到武昌定点医院，核酸检测还是做不了，但他接受了一些必要的检查。院长给我打电话说："我可以把他留在这里，但是他的病情没有那么严重，建议让他居家隔离。"

过了一段时间，王医生病情更严重了，但医院的床位全满了，他没有地方去，最后还是我们医院的 ICU 病房把他收下了。后来他病好了之后，又回到我们的应急小分队，开始接线上咨询。

虽然治疗的过程非常艰难，但好在收治及时，同事们最终得以痊愈。

在疫情开端的这段时间，我有以下 3 点强烈的感受。

（1）公民意识

1 月 26 日，我们拿到了第一批 32 000 个外科医用口罩。从"封城"开始，武汉当地的救援队就负责地接各所大学校友会海外华人从海外采购的物资。很快，海外校友就包机过来，武汉这边有地接，志愿者中有心理咨询师，他们马上就跟我联系，所以我们很快就拿到了物资。

武汉市当时有四五十个医务志愿者队伍，由一批有公民意识的人自发组织起来。他们大多不接受报道，很有情怀，就想在政府临时决定"封城"，人们还比较慌乱的时候，帮助政府做点事。他们的主要工作就是我前面提到的地接，为每家医院送医用物资。政府接手之后，他们就准备隐身，但他们没想到需要他们做志愿服务的时间超过了他们的预期。后来我才知道，这些队伍里有很多人被感染，包括我们的心理咨询师。有一天晚上，我听说好几个人都在发烧，因为他们经常来医院。那时候所有人都防护不足，当中不可能没有感染的。我心里很难受，但是没有办法。要问他们的动机，他们的回答很简单："我们是武汉人，要救我们的城市。"

（2）绝望感

那段时间，我接到过各种找病床的电话。于是，我就开始帮忙找病床。我通常有一个原则：电话本上没有记录的电话不接。很多治疗师大概都有这样的原则。当时我放弃了这个原则，只要电话打来我都会接，结果我就接了很多电话：有的人在我的帮助下找到了病床；有的人没有找到，很无助。后来，有些朋友也不接我的电话了。其中一位朋友是医院领导，他给了我两张病床，而他家里的两个人死于没有床位。我知道这个信息后，当晚就没睡着，愧疚感一直占据着我的内心。我知道这没有逻辑性，他给我床位和他家人离世并没有发生在同一个时间段，但有时情绪就是这样不讲逻辑，我也知道这内在的心理机制，但仍无法控制情绪。后来，我才慢慢消化了这种情绪。

不久，寻找精神疾病床位的电话多了起来。那些在"封城"前来看病，因"封城"而留在武汉的外地人发病了，要到精神卫生中心住院。但我们精神卫生中心已经是收治新冠肺炎精神病人的定点医院了，不敢接收这些病人。我接到过一个电话，说有一个病人在我们医院大厅外待了两天，其实医院大厅是封住的，他就在大厅外面，由社工给他送吃的。我很想帮助他们，后来我想，是不是因为我在"封城"前给一些外地病人开住院单，"封城"后又请他们出院，让他们被困在武汉，所以我潜意识里在拼命找床位。当时我跟院领导商量的时候，那种没有办法帮助这些病人的绝望感令人像身处地狱之中。

2月8日，媒体报道我们精神卫生中心有很多病人和医护人员感染新冠肺炎。其实在2月2日、3日，我们就已经将医院感染的危急情况上报武汉市抗疫指挥部。医院的秘书将报告发给我的时候，我当时愣住了：当天核酸检测确诊24人———一天之内啊！我们实事求是地上报了，有100多人在发烧。后来，消息由《中国新闻周刊》发出。这并不是医院在隐瞒什么，而是我们上报之后，那时候疾控部门也处于顾不过来的状态。所有医院发热门诊都人山人海，不是医院不办、不帮，而是办不了、帮不了。我记得有一天晚上，我跟我们的院长和现任业务院长通了电话，我感到我们的感觉都是绝望。

（3）逆行

我曾经在汶川地震后做心理援助时经历过 6.4 级的余震，当时我正在成都市儿童医院五楼 ICU，我们的团队在为汶川地震灾区的孩子做干预工作，这些孩子从几个月到 12 岁大，都在地震中受到了伤害。那天我们本来要下班离开的，我在等其他人的时候，余震发生，那些孩子和家属都惊恐发作了，所有下班要走的医护人员都回头就往病房里跑。我们从窗户看外面，很多写字楼上的人都在往外跑，但是医护人员在往回跑，因为有病人，所以我们逆行。你要说我们是英雄，我始终不认可这个称呼。我觉得这是医护人员的本能。我们从事这个工作，而且被培训了这么多年，救死扶伤已经内化为我们的一部分。

虽然有汶川地震心理援助和一系列危机干预的经验，但我从没有过像这一次新冠肺炎疫情中这么绝望的感受。没有，不一样，这一回就是完全的绝望。回想当时，我们没有凤凰浴火重生这么积极的想法，就是被火烧得无望、绝望和恐惧，但仍然拼命战斗。我们现在经历过来，才有了一种浴火重生的感觉。

心理创伤干预中的 7 点警示

1. 重建信任的困难

一场突然的灾难，一种疾病突然从人不传人变为人传人，一座城市突然被封锁，这一切来得太快了。即使我是身处武汉的医生，知道这么多信息，也觉得突发的疫情让我解离了，很多东西都整合不起来。在这种情况下，重建信任是很困难的。

有一位女性患者一家都感染了新冠肺炎，父亲最先感染去世，其他的四个家人（哥哥、嫂子、侄女、妈妈）全部都感染了。武汉很多家庭都是这样，一家多人感染。这些家庭成员被不同的定点医院、方舱医院收治。妈妈因为呼吸困难又有基础疾病，也在定点医院接受治疗。这位女性患者不敢告诉妈妈爸爸去世的消息，一直跟妈妈编故事，编了将近50天。后来妈妈、哥哥、嫂子、侄女都出院回家，一家人继续编故事，就说爸爸还活着。直到政府让他们去领骨灰，这是不得不做的事，但没人敢跟妈妈说，这位女性患者就找到我求助。

我在这之前和她做了几次咨询，但她的情况还是不容乐观，她请求我们去现场。当时我马上和马弘老师等几位专家商量，我们决定去现场。那一家人在一个社区里，他们的健康码都还是"红码"，意味着他们还在隔离期。按照常规，我们应该穿防护服进去，但这个家庭认为社区对穿防护服的人很敏感，他们一家人会因此受歧视，要求我们不能穿防护服。是保护自己还是去冒险？我们判断了一下，如果不去现场，后面的工作根本开展不了。所以我们几个人就决定进行一次破冰之旅，随后我们开介绍信，跟社区约好时间，戴着口罩、帽子、手套去了这个家庭。

当然最终还是由家人说出了父亲去世的真相，我们就做我们专业该做的事情。妈妈有很强烈的幸存者的内疚，觉得是她害死了老公。她说了一句"是我先发烧的"，但我们听她讲述的时候，澄清了是她的老公先出现症状。她的老公有肾病，早就已经出现了感冒的症状，但可能因为抵抗力不好，烧不起来。我就澄清了一下，说先生病的是她的老公。可能是我以一个专家的形象，给了她一个权威的解释，她就开始想"不是我导致儿子、媳妇、孙女得病的"。我们完成了这个告知工作，发现这位妈妈其实很有力量。马弘老师对她说："你现在需要开始安排怎么安葬你的老公，其他的四个人都安全回来了。"当我们走的时候，这位妈妈向我们深深地鞠了一躬。

后来这位女性患者打电话说，最重要的就是我们去了他们家。因为他们有强烈的病耻感，而这么多专家来到家里，没有看轻他们，还和他们握手（当然我们戴着手套），所以这是一个重建信任的开始。之后我们通过视频和电话跟踪这个家庭，发现他们完成了领骨灰的过程。我们还鼓励他们去做核酸和抗体的检查，结果很好，核酸检查都是阴性，抗体检查都是阳性。

在疫情期间，我们可能不得不进行远程干预，这种干预的效果是要打折扣的。之后要重建信任，我们仍需要面对面的工作。

2. 哀悼的困难

哀悼的困难在于一切发生得太突然了，没有告别。按照规定，因为新冠肺炎死亡病例都是烈性传染，所以尸体用一个袋子装着，遗物也要按照传染病的标准放在医用垃圾袋里烧掉。我们走访的时候发现，有一些医生、护士在家属的哀求下，把死者的遗物保留了下来，进行消毒后再转交给家属。如果没有遗物，在哀悼中就没有告别，即使留下来一些遗照，样子也非常惨。有些医护人员留下了死者的遗照，但让人不忍心看。呼吸衰竭死亡的人脸都是肿的，就像溺水的病人。我们会阻止给经历了不幸的人看这些照片，我们看的时候也会受到创伤。这就是哀悼困难的原因。

3. 重视病人对疾病的羞耻感

我个人可能因为自我意识比较强，所以平时不太在意别人对我怎么想，没有那么多羞耻的感受。但是在去体验的时候，我仍能发现羞耻感有多强。一些医护人员就是不去查抗体，甚至即使自己感染了病毒也宁愿不去检测，不去拿医疗救助金，就是不想被证明自己患上了新冠肺炎。

我家的阿姨问我"是不是离婚率会升高"，我以为她是指疫情期间"封城"，导致离婚率升高，但其实她说的是如果另一半患上了新冠肺炎，是不是会离婚。这反映出很多患者可能有的羞耻感，有的家属也不能善待他们。我们专业人员需要思考该如何善待他们，如果同情都做不到，怎么能做到共情（同理心）？

4. 关注复杂型创伤后应激障碍

在疫情中，我们发现了目前的创伤激活过去创伤的案例，过去的创伤有个人性的，也有社会性的。

有一个家庭早期就有人非正常死亡，在疫情中有两个人离世。这个家庭中的一个儿子就是一个复杂型创伤后应激障碍（PTSD）病例，现在以抑郁障碍为主，很难与人交流，总是说家里不能再死人了。现在的创伤激活了他早年的创伤。在 2018 年发布的《国际疾病分类第十一次修订本（ICD-11）》中，复杂型 PTSD 进入了诊断系统。ICD 诊断系统其实总是跟在 DSM 系统后面，但是早几年出来的 DSM-5 没有收录复杂型 PTSD，而 ICD-11 收录了这个疾病，这意味着专业人员要关注复杂型 PTSD。

如何去识别复杂型 PTSD？在汶川地震后，有一位被从映秀灾区救出来的 50 岁左右的少数民族妇女，在被送到成都第四人民医院（成都精神卫生中心）的时候，得到了很好的照顾。会诊时她一直对我说"坐月子"，说她坐月子时婆婆如何对她不好……在医院里，谁对她好，她就找谁的麻烦，闹得很厉害。我后来就明白了，实际上是因为她现在的待遇就类似于坐月子的待遇，这激活了她早年坐月子时的创伤。这种激活需要识别，并不是现在没做好，而是过去的创伤被激活了，发生了移情，这是需要区分的。

2007 年，我与童慧琦博士一起，在美国旧金山退伍军人疗养院里做了三个月的短期访问，主要就是做创伤项目。那里有很多越战老兵和伊拉克战争老兵。

记得有一天，他们的心理学家邀请我去参加越战老兵的 PTSD 团体治疗。我一进去，当心理学家介绍我"这是从中国来的 Dr. Tong……"时，我就感到团体治疗室中喧闹起来，耳边嗡嗡作响。我很敏感，很快想道："这一定是他们的创伤被激活了，我扣动了他们的'扳机'！"因为那个嗡嗡的声音是不友好的，非常躁动，充满敌意。我希望能够安抚他们，让他们平静下来。

我首先自我介绍："我从中国来，中国已经改革开放多年。我到这里来是向你们学习的，学习你们对 PTSD 的了解，从你们身上学习……"跟他们谈这些，他们的情绪强度就降下来了。

我记得那一次治疗结束时，一开始最喧闹的一个领头的老兵跑到我面前说："非常对不起，我的'扳机'被扣动了，所以我对你不礼貌。"老兵们接受教育后，对创伤的认识很深。后来他们还表达了想来中国的愿望。美国的心理学家对我说："你很有经验！"

我也曾经听童慧琦博士讲过，退伍军人疗养院在海湾大桥附近，7

月 4 日是美国国庆节，海湾大桥会放烟花。曾经就有一个老兵，一放烟花他就会卧倒，对于战争和炮弹的记忆又被激活了。

除了个人的创伤，社会的创伤也可能被激活。在新冠肺炎疫情中舆论场不断发生激烈的争论，我想可能是因为疫情激活了我们历史中一些没有解决的社会性创伤。这次疫情是一个大的社会事件，不单是中国的，也是全球的。背后的社会性创伤是我们需要思考的。

5. 如何共情性理解

我曾在疫情期间的一个采访中说："这个时候，讲大道理没有用，要允许患者家属有负面情绪的表达，他们内心甚至有愤怒……"

在我看来，这句话说得蛮好的，但朋友告诉我说："你这段采访下的评论翻了船，都在骂你……"有人说："本来就是我的权利，还要你允许？"还有表达愤怒的，总之都是负面的反馈。

我们可能会感到委屈：我觉得我是在为大家争取一些好处，底下怎么全部都是这样不理解的、负面的反馈呢？要怎么去共情呢？站在创伤干预的角度，不管我们做的事情本身是好的还是不好的，可能只要我们触动了对方心中的某一块，就会引发愤怒。这种愤怒在疫情中一直存在，在意识与潜意识中都很强烈。

6. 我们缺乏接受缺陷和死亡的教育

有很多人纠缠于什么叫负面情绪，难道我们哭就是负面的吗？人生经历本来就有正面的也有负面的。他们这样的表达，正体现出他们不接受负面。为什么生活经历都要是正面的，就不能有负面的吗？

在国内的专业人士和爱好者圈子中，温尼科特很受欢迎，他被称作"暖男温尼科特"。温尼科特说过：**如果你从来都没有恨过，那么其实也无法去爱，你从来就没有真正成为人——只有"恨"的情绪出现的时候，你才是一个完整的人。**但是我们缺乏这样的教育，我们总是在强调积极、正面。我们还缺乏对死亡的教育，死亡是生命的一部分。

7. 争论病毒的源头是一种防御

在疫情中，有很多人争论病毒的源头，认为病毒的产生和传播是由人为因素导致的，这其实是一种防御。之所以一些人把新冠肺炎病毒放在一个可以人为控制的位置上，是因为他们不能接受这个"超越人类想象的天敌"。我们缺乏对大自然的敬畏，也缺乏谦卑。我们是不是该反思一下我们人类多么自恋，多么自以为是？

凤凰涅槃，浴火重生

武汉地处楚地，楚文化和我们主流的中原文化是有区别的，形成于中原文明与楚地很多少数民族的所谓蛮夷文化的结合。因而相比于典型的中原文明和黄河流域的文明，楚文化具备更多的野性和自由色彩。

楚人的祖先是祝融，他是火神兼雷神，也是医者，这正是火神山、雷神山医院名字的来源。我们在面对大灾难时其实是祈求我们的祖宗保护的。祝融也是凤凰的化身，这是一个楚文化的传说。楚人的图腾不是龙，而是凤凰。我们在湖北省博物馆可以看到很多这样的图腾，看起来婀娜多姿，其实是很厉害、很凶猛的。

有这样一个悲壮的传说：凤凰是人世间幸福的使者，每500年，它就要背负着在人间积累的所有痛苦和恩怨情仇，投身于熊熊烈火中自焚，以生命和美丽的终结，换取人世的祥和与幸福。在经受了巨大的痛苦和轮回后，它也得以重生。

这么大的苦难能为我们人类带来什么？

凤凰涅槃，向死而生，垂死的凤凰投入烈火，浴火重生，其羽更丰，其音更清，其神更髓，成为美丽、辉煌、永生的火凤凰。涅槃是佛教教义，意译为灭、灭度、寂灭、安乐、无为、不生、解脱、圆寂。粗浅地讲，涅槃就是除尽了烦恼，达到不生不灭，永久安全和平、快乐宁静的境界，也就是我们心理治疗中讲的：**能够更好地承受世界的不确定性。世界不随我们的意志改变，我们要去接纳它与我们的想象的不同。**

不当的行为也有其功能，也是人类的生存智慧。

要对生活保持好奇，对生活保持信心，春日终将

灾难之中，要相信我们都能活下去，都会活下去，

到来！

——方新

04

灿烂的拐点
生命意义和生活的重建
方新

我眼中的心理治疗

我们不妨想象自己置身于这个星球之外，看着这个美丽的地球，以及地球上的生命。地球上每一个生命，从病毒到人类，都有过自己的危机，都带着自己的创伤。然而，危机中也有智慧，创伤中也有资源。这是我从业 30 余年的个人体会。

不当行为的生存功能

请你想象以下画面：一株小雏菊，它从水泥地里冒出来，这是一种多么旺盛、顽强的生命力。请你再想一想：究竟有多少种子能成为参天大树？又有多少生命是这样存在的——在沙漠中的荆棘、水泥地上拱出地面的小雏菊！这是它们自己能选择的吗？

我是如何看待心理咨询与心理治疗的呢？我们每天和来访者打交道，我认为他们身上充满了人类生存的经验和智慧，只不过他们的经历可能与大多数人不太一样。他们是人类生存经验的活化石。

为什么我们一方面说这个社会有"不当的行为"，一方面又说所有的行为都有"生存功能"呢？那是因为，当你说"不当"的时候，你背后有一个标准——要么是社会评价（这个行为是否符合社会的道德规范或者约定俗成），要么是某种诊断标准。但是不管人们的行为是否符合某种诊断标准或者社会评价，它一定是有生存功能的。比如撒谎，其生存功能就是当即不会受到惩罚，于是它就会得到强化。

心理治疗的人性观

从业 30 多年来，我对心理治疗的人性观的理解是：人的心理和身体是无法分开的。当来访者来到你的诊室里，你做心理治疗时，要观察这个人：对内，看心身的维度；对外，看时空的维度。

对内，心和身是分不开的。现代催眠之父——米尔顿·艾利克森一生中两次患脊髓灰质炎（俗称"小儿麻痹症"），被医生宣判死刑。但是，他靠自身强大的心理素质，通过自我催眠重新站立，甚至可以骑自行车，还完成了从医学本科到博士的学习，后来创建了《美国临床催眠期刊》，担任主编。我们可以看到，他的心理是非常强大的，即使身体不太健康，他也能通过心理训练重获健康。我们理想的健康状态应该是"智慧和身材并存"，这是心和身都健康的标志。

当来访者来到你面前，你不仅要看到他内在的心和身，还要看他的外在。外在需要放在一个"时空"的维度里，首先是时间维度（历史进程），你要看到他的整个成长史，不仅他本人，他的父母背后，也拖着长长的人生线；其次是空间维度（地域文化），不同的地域有不同的文化，生活在不同地域的人有不同的思维方式和行为模式。所以心理治疗师不能只"钻到来访者肚子里"去理解，还要朝来访者的周围看一看，看他的社会联结，看他成长的文化环境。

在我看来，所有的学科都是"盲人摸象"，数学、物理、化学、生物……都是从不同的角度去理解这个世界。同样，不同的心理治疗流派，也都是"盲人摸象"。我个人对不同的流派都保有好奇，喜欢听各个流派的专家讲课，从他们身上学习精华的部分。

我眼中的危机和创伤

我与创伤和危机相关培训的经历

2000 年，我作为北京大学联合培养博士生，去德国留学。2001 年，我开始学习眼动脱敏与再处理（EMDR）疗法；2019 年，"致道中和"从南非邀请来国际自我状态治疗主席，举办了"躯体体验创伤治疗"工作坊。19 年间，我接触了各种应对危机和创伤的疗法。

关于创伤的培训：2001 ～ 2002 年，我在德国接受了 EMDR 培训，继而把它引进国内。2011 年在杭州，我们组织了"自我状态"的培训。2017 年，我们组织了辩证行为疗法（DBT）的培训，由国际 DBT 候任主席讲授。2019 年，我们又组织了躯体体验创伤治疗的培训，这是一种高度整合的创伤治疗方法。从自我状态的角度理解，一个人健康的部分可能很大，但也有一些创伤的部分，创伤部分不太可控，当外界环境中出现强烈刺激的时候，创伤的部分会被唤醒，所以这个人会突然抑郁或者突然间非常焦虑。一个人只对某类刺激敏感，比如在新冠肺炎疫情中，有些人可能对疫情中的"权威控制"敏感，有些人可能对"生命威胁"敏感……这取决于他在成长经历中曾经被什么强烈地刺激过。

关于危机的培训：2002 ～ 2003 年，为期两年的 EMDR 进阶培训中，就有了危机事件应激晤谈（CISD）的内容。2008 年汶川地震的时候，我们从美国红十字会引进了心理康复、心理急救技术。2016 年，我从德国邀请了一位很有经验的老师，来讲授"危机事件压力管理"，其中 SAFER-R 模型是一个 2015 年修订的新模型，我在新冠肺炎疫情中给武汉的心理工作者讲的就是这个模型。2018 年，我从美国红十字会邀请了一位老师，来讲心理急救。

危机和创伤是一个连续谱，对二者都加以学习可以帮助同行们很好地理解这两个概念。

心理危机干预真的有用吗

有这样一个争议——心理危机干预真的有用吗？关于这一问题的研究很多，其中大部分发现心理危机干预是有用的。一场大型公共危机事件发生之后，人群的酗酒量会增加，产生创伤后应激障碍（PTSD）症候群。科学研究表明，当创伤事件发生之后，受创伤者并不单纯表现为 PTSD，也有可能表现为 PTSD 合并焦虑障碍，或者 PTSD 合并抑郁障碍，甚至可能根本就没有 PTSD 的影子，而是表现为焦虑障碍合并抑郁障碍，或者进食障碍、药物依赖等，还有可能是全面的精神损害。大量的数据统计表明，心理危机干预有助于缓解这些精神问题。

当然，也有研究表明危机干预没有用，甚至是有害的。我认为这种说法也是有道理的，我们用躯体伤害的急救做一个比喻：比如一辆中巴车着火了，有一些幸存者被压在车下，如果一个人脊椎受伤了，有经验的急救人员可能会把伤者放到板上施救，伤者可能就不会出现高位截瘫；但是没有受过训练的急救人员可能会生拉硬拽地把他从车下扯出来，他可能就会出现高位截瘫。我认为所谓的"有害"，并不是说"这项工作有害"，而是说"从业人员可能没有受训到位"，或者"从业人员不太适合从业"。同样是心理工作者，可能有的人比较适合在诊室里做长程的心理咨询和治疗，有的人则比较适合做危机干预。所以，并不是"危机干预本身没有用"。

如果危机干预没有用，联合国外勤人员就不会统一接受危机事件应激管理（CISM）模型的训练。CISM 是一个管理模型，而不仅仅是单纯的心理危机干预模型。它是历史上运用时间最长并且最广泛的危机干预模型，最早可以追溯到第一次世界大战时，被称为"炮火中的干预"。一开始它讲究"PIE原则"："P"是接近，甚至去战壕里干预；"I"是立即，危机发生后第一时间进行干预；"E"是期待，期待所有反应都是正常人群对非正常事件的正常反应。后来又发展出了"PIEBS"，后面追加了"B"和"S"，代表简洁和简短。

CISM 模型整合了一系列危机、灾难和心理卫生干预方法，并且能够满足整个危机 / 灾难后需求的连续谱。比如一场大地震发生后，同样在地震灾区，有的人可能毫发未伤，有的人可能有需要做脑外科手术的脑外伤，也有的人家里亲人都去世了，并且自己也受伤了……我们能看到一个需求的连续谱。心理方面也同样如此，有的人可能心理上"毫发未伤"，也有人有严重的 PTSD，或者严重的抑郁。CISM 是一个综合的、分阶段的、整合的、有多个组成部分的危机干预模型。要记住，所有的危机干预都要分人群、分阶段。

恰当的应对带来机遇和挑战

我们在遇到危机时，一定要找到恰当的应对方式。应对得不恰当，它就会变成"危"——"危险和威胁"，会变成我们人生的创伤；应对得恰当，它就会变成"机"，变成我们人生的机遇和挑战，会给我们带来成长和成熟（见图1）。不仅仅是对我们个人而言，对任何一个机构、团体，或者对一个家庭来讲，危机都是一个成长的机会。

每次我个人遇到危机时，我就用这个理念鼓励自己，获益匪浅。

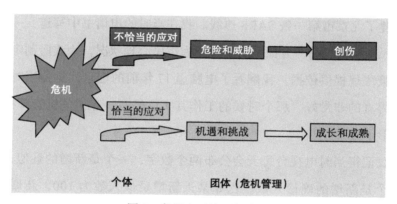

图 1 危机应对的两条路径

参与心理干预的心路历程

2003 年 SARS 疫情中的心理援助

我2002年从德国留学回国，2001～2003年组织第一届 EMDR

的培训，那次培训邀请了来自 4 个国家的 11 位国际专家讲授。在第 3 阶段的时候，学员中有一位在北京某医院工作的同行，给我打电话说"方老师，我发烧了，等开班时我如果退烧了就过去，如果没退烧我就去不了了。"

后来他对我说他"走了一趟鬼门关"——他得了 SARS。他说他在生命垂危、与 SARS 搏斗的时候，EMDR 中的"稳定化技术"给了他巨大的帮助，而且他也把这一技术教给他的病友，这一技术对康复和稳定心情有很大帮助。他能运用这项技术自助、助人，我感到欢欣鼓舞。

管理视角的雏形

2003 年 4 月 22、23 日发生了民众恐慌事件，24 日我接到了北京市卫生局的邀请，在北京安定医院马辛院长的领导下，和安定医院的同行们搭建了北京市第一条 SARS 热线。我在当时的申请书中写道：一方面稳定民众情绪；另一方面及时了解广大市民心理状况，为政府制定下一步政策法规提供依据。我翻看了电脑里 17 年前的记录，觉得当时的工作做得真的非常好。那个时候的工作其实已经有一点"危机管理视角"的雏形了。

我记得当时电视台每天会公布两个数字，一个是新增的疑似人数，另一个是新增的确诊人数。比如某天新增疑似人数为 100，新增确诊人数为 10，民众依然会很恐慌："哇，疑似人数增加了 100！"在我们的建议下，电视台增加了第 3 个数字——不来自疑似病例的新增确诊人数。比如这 10 例新增确诊病例中，有 9 例都来自疑似病例，而疑似病例都在医院的掌控之中，已经被隔离了。所以，今天新增的 10 例确诊病例，其中 9 例都来自已经控制了的人群，只有 1 例是从大街上过来住院的，而北京市当时有 2000 万人口，如果大街上只新增 1 例确诊病例，老百姓内心就会更稳定。

此外，在一线被感染的医护人员也会有一些抱怨，我们知道后，及时向卫生部门反映："他们应该得到很好的关照，否则会影响一线医护人员的士气。"这就是我们心理工作者可以提的建议的例子。

危机的转化和恐慌的正常化

在 SARS 疫情中我们还做了大量的心理培训和科普工作，比如危机转化（危＋机的概念），包括恐慌的正常化。

当时很多专家都这样说："你恐慌吗？要记住，恐慌会让免疫系统能力下降，你就更容易得 SARS。"当很多专家这么说的时候，民众可能会更恐慌。根据危机干预模型，恐慌要正常化。

在中央电视台的直播中，我提到，北京确诊病例 200 多人，北京市总人口是 2000 万。算下来，只有 10 万分之一的人得病。10 万分之一是什么概念？就是你想得病都很难。后来很多人向我反馈，"10 万分之一"对于他们减轻恐慌、树立正确的疫病观，以及愤怒情绪和居丧反应的处理很有帮助。

当时在北大也有 SARS 热线，我在热线里对学生们说："你从小学奥数、学英语、练琴，总是被迫忙忙碌碌，时间不由自己做主，对吧？小升初、初升高，似乎你从来都不能掌握自己的时间。现在，你是你时间的主人了，你可以干你原来想干却没有时间干的事情，比如玩游戏、看小说、看世界名著、画画、朗诵诗歌、唱歌、弹吉他，等等。"

2008 年汶川地震心理援助

2008 年汶川地震后，我参与了教育部组织的灾后心理援助，主要参与了基教司和师范司的工作。

第一阶段：基教司工作

2008 年 5 月 12 日（周一）地震，北京大学钱铭怡教授就召集她的学生们（包括我在内），开始心理救援工作的筹划、组织和培训。周四我接到了教育部的电话，周五去开会，因为比较了解创伤和危机干预模型，下午就被留下参与起草教育部文件，按照危机干预模型来起草。5 月 17 日（周六）我跟随基教司长、副司长到了灾区，了解当地情况，确定近期和远期目标，覆盖震后灾区 17 万教师、近 90 万中小学生的心理援助工作。

时任北师大心理学院书记、教育部中小学心理健康专家指导委员会秘书长的申继亮教授是我们心理援助项目的组长，我是副组长。在机场我就开始给教育部的领导们讲解危机干预模型。这些领导非常棒，几天下来，他们一开口就都是危机、创伤的术语，掌握得特别快！我们也与领导探讨了专家队伍的组成，我当时想，危机亲历者中会存在一个从毫发未伤到心理创伤的连续谱，所以，我们危机干预的专家队伍也应该具有多样性。因为飞机晚点，我们在机场就开始给成都的专家们打电话，成立项目专家组。我们组建了由儿童心理发展专家、儿童活动专家、团体辅导专家、心理治疗与创伤治疗专家、儿童精神病学专家共同组成的专家组。

晚上 22:30 抵达成都后我们马上开会，一直开到深夜 1:30。我把所有的危机干预模型都讲完、任务布置完之后，大家讨论细节。我当时已经连续工作一个星期，感到身体有些支撑不住了。刚回到房间，一个踉跄差点摔倒。我当时心想自己太困了，要赶紧睡觉。等到第二天，我才知道，那时其实发生了震后最强烈的一次余震，有 6 级以上。但是我那时根本顾不了，就是想睡觉。

绵阳九州体育馆里容纳了 2000 多名学生。2000 多个孩子，刚遭受了生命威胁的刺激，吃不好，睡不好，那么多人挤在一个体育馆里，那些孩子处于什么状态？大家可想而知。

我印象特别深的是，地震一周后的 5 月 19 日要进行鸣笛三分钟的哀悼仪式。仪式前，时任基教司司长姜沛民老师告诉我当地领导邀请我讲话，可我不想上去讲。我对姜老师说："我觉得应该您来讲。为什么呢？孩子们会觉得'哇，中央领导都派教育部的领导来看望我们了'，他们会感觉到一种来自中央政府的关怀，会有稳定感、安全感。"他接受了我的建议，在三分钟哀悼仪式之前给孩子们做了讲话。鸣笛的那三分钟，所有人都在哭，好像有无数的亡灵飞向天空。

我们在帐篷学校里组织孩子们画画、进行团辅活动。将孩子们分为中学组和小学组，分班级进行团辅活动——自我介绍，建立社会联结。绝大多数孩子都是非常健康的，我们在帐篷里可以看到他们的一张张笑脸。

成都中医药大学当时接待了上千名从灾区撤下来的学生，我给他们的生活老师做了培训。有一位生活老师给我留下了特别深的印象。他对我说："老师，我好像落下毛病了，很不好意思。我总是觉得又地震了，就往外跑……其实没有地震，也没有余震。我后来就始终在身边放一瓶水，每当我感觉地震了，就要看这瓶水有没有抖。"为此他很羞愧，觉得自己得了癔症。我说："这不是癔症，其实你特别棒！你特别聪明、有智慧！发生了这么大的地震，你保持一定的敏感性，这是能够保护生命的，是正常人群对非正常事件的正常反应！除此之外，你还能自己发展出一个充满智慧的办法来区分是否真的发生了地震，余震确实是有可能发生的。你的反应是正常反应！"

后来我们来到北川中学，北川中学有 20 多位老师丧亲，我们为他们安排了哀伤辅导。当时我们对学校领导说，希望遵循自愿原则，老师愿意来参加就来参加，最后来了六七位老师。我们三位心理工作者穿插坐在老师们中间，我使用了 CISD 技术。老师们开始叙述他们的整个心路历程，内疚、愤怒、伤心、丧亲后的痛苦……一开始他们讲普通话我还能听懂，情绪特别强烈的时候，他们就开始说四川话。一部分的我在跟他们一起哭，另外一部分的我在绞尽脑汁地琢磨他们在说什么，到底是哪位亲人去世了，这对我之后一些危机干预项目计划的制订有所影响，所以做危机干预时团队中一定要有当地的人，能听懂乡音。对于他们的痛苦，我并不觉得一次活动能够带来多么大的改变，但最后我们真的有一种大家在一起的感觉。那时候，没有男人和女人的区分，没有北川人、北京人和成都人的区分，只有人——人和人在一起。

当时我们也得知了一个特别令人心痛的消息，有一位老师丧亲 14 口，仍然在做北川中学高三的班主任，和高三的孩子们住在一个帐篷里，还要帮助孩子们备战 7 月的高考。就好像他们的身体在流血，但没有时间和空间可以去舔一舔自己的伤口。当时正好我深圳的朋友要捐帐篷，我们就指定捐给北川中学的高三老师，让他们能够住在一起，晚上能够一起哭一哭，互相给予一些情感支持。

心理危机工作面对的大多数都是健康人群，连续谱上大多数人都在健康范围内；活动要按照对象的年龄特点来设计；活动时间短，应该基于资源取向，不要打开伤口。在这一阶段的工作中我有 5 点经验和总结：

1）相对安全感。要着力于增加相对安全感、社会支持和社会联结感，并着眼于未来，因为未来绝对是资源。那个时候我就提出了"相对安全感"的概念。一场大的危机发生之后，相关人员不要试图马上让人们感觉到安全，因为现状确实不安全。比如这次新冠肺炎疫情初期，武汉医生的处境就不安全，防护服不够用，病毒到底是什么情况也不清楚，只能说增加相对安全感，给安全感以及恐惧感建立边界。

2）**非言语信息的重要性**。在地震棚里进行危机救援，梳妆打扮一定不能跟平常一样。应该不施粉黛、不戴首饰。要穿特别便捷的衣服，袜子要能够把裤子裹住，因为都睡在草地上，要防止蚊虫叮咬。我们整个人散发出的信息应该是：我和你们在一起。把我们扔在受灾民众中间，应该是没有违和感的。

3）**心理灵活性**。我觉得思维太僵化的人是做不了危机干预的，要保持灵活性。比如当地领导可能一开始跟你讲，帐篷学校一共有27个帐篷，你们按照帐篷分组，70多个志愿者分成27组，到每个帐篷里去做干预。等你到了以后，组织者又跟你说计划变了，要按一年级到五年级来分，队伍要重新安排。这时你不要想"怎么回事，信息准不准确啊"，没有用。不要争辩，马上根据现有情况去行动，情况瞬息万变。

4）**与当地政府保持良好的合作关系**。一般当地政府官员，自己也是受灾民众，他们顾不上自己的家，要负责很多工作，每天筋疲力尽。所以他们不一定那么欢迎你，甚至可能态度很糟糕。在危机中救援人员的脾气也不好，包括我自己在内，会很烦躁，又累、又饿、又渴，那种沧桑、绝望的感觉会伴随着你。心理工作者的督导、组织上的支持以及专业知识都是非常重要的，要积极和上级领导保持互动和信息交流。

5）**与媒体的关系**。对于向民众做危机创伤相关的科普宣传而言，灾难是一个非常好的机会。平常歌舞升平时，人们不痛苦，所以他们不常看关于心理的节目。但是当重大危机事件发生的时候，他们可能去各种平台找寻心理方面的相关知识。汶川地震心理援助结束后，我被邀请到中央电视台，录制了一个《共同关注》节目，非常有意思。节目一开始播放了一段视频：小明失去了爸爸和哥哥，某大学的某博士给小明做心理危机干预。这个博士想让小明哭，可小明就不哭。后来，小明受不了了，说："我就不哭！"摔门就走。这时视频一关，主持人马上转过身来问我："方老师，您觉得这位博士做得对吗？"我说我来讲一讲发生危机之后，心和身发展的阶段性规律。我就开始讲危机管理的模型。在这个过程中我也提到，要按照干预对象的心理节奏来做干预。

在干预工作中，有时候媒体的加入可能会导致我们的身份出现冲突。汶川地震后的干预工作中，一位我督导的心理工作者给我打电话，问我一个女孩总是不说话怎么办。我说："那你就等待吧，比如可以跟她玩游戏、画画、讲故事，什么都行。"他说："不行，来不及。"我说："你为什么那么着急？"他说："因为电视台的人说那个画面不好看。"

我一下子就明白了，他旁边有电视台跟拍，是电视台出资让他到灾区做干预，所以他有义务让电视台做节目的画面好看。我就跟他讲，现在他面对角色冲突，如果他是为电视台服务的，那就不是纯粹的心理干预工作者了。

绝大多数媒体是善良和友好的。在绵阳的九州帐篷学校做团体心理援助活动的时候，我说如果发现有极端创伤反应的孩子（一种是高度激越反应的，一种是麻木反应的），就送到我这儿来，因为他们会影响整个小组的气氛。当时两个极端反应的孩子被送过来，一个小女孩一直哭，另一个整个人都是僵住、麻木的。我就搂着他们，这两个小孩一直哭，突然之间就有很多镜头伸了过来，我不想让他们拍，我就搂着孩子。搂着也会被镜头拍到，我就移到帐篷边再搂着他们，居然有一个长镜头就从我胳膊底下伸进来拍。我永远忘不了，有一个特别厚重的男性的声音说："请你注意你的摄像头，它是有攻击性的！"我特别感谢这位发声的记者，我不知道他是谁，但我知道大多数记者是有良知的。

新闻工作者在灾难中也会衰竭，受替代性创伤的影响。我记得曾给新闻频道的记者做团体辅导，新闻频道都派小伙子到最前线，坐直升机进到映秀镇，拍了很多片子回来，然后由编辑来进行剪辑。有做剪辑的小姑娘出现了呕吐反应，因为那些画面太有创伤性了。记者和编辑都会受到替代性创伤的影响。

第二阶段：师范司工作

我们在申继亮教授的领导下，组建了全国的专家团队，为1500名灾区老师开展了培训。培训的内容为八个模块：震后常见的心理与生理变化及应对、沟通与助人技巧、团体中辅导学生的技巧、哀伤辅导的基本知识和方法、灾后情绪管理、校园危机管理、生命意义和生活重建、教师的自我保健。

我想重点讲第七个模块——生命意义和生活重建。根据我30多年的心理咨询和治疗经验，我知道所有受到创伤的人，当开始谈创伤的时候，会有一个恶化的趋势，但是一定有一个拐点，我把它叫作"灿烂的拐点"。在他们将创伤的痛苦宣泄够了，到某一个点的时候，他们就会说："我其实非常感谢这次经历，它让我倍加珍惜我活着的每一天。"所以我们的培训中就包含"灿烂的拐点"这样一个环节：每一组发一张大白纸，老师在纸上写下地震对他们的生活态度、价值观产生了怎样的影响。我特别喜欢这个环节。

我们还在四川师范大学的体育馆中，组织灾区来的100多位老师进行了一次活动。活动按照我设计的"10+2"的方式进行——每十位灾区来的老师，配两位专家，一位专家是全国的专家，一位专家是当地的专家。任务就是上传下达，对上边的指导进行讨论、消化，收集下边的负性情绪和意见并向上表达。在此基础上，当地的专家可以建立长久的情感和专业的支持系统。

开班前我们就通过会前会了解这些灾区的学员们的需求。我们了解到很多学员的情绪非常强烈：焦虑、悲伤、愤怒、内疚、绝望，并且极度疲劳。学员们的心理学培训背景又差异很大，既有在成都某教育学院教授心理学超过20年的专家，也有从来没有听过心理学课程，从大山里走了五天五夜才走出来的小学老师。学员们的期待也很不一样，有的学员对这四天充满期待，甚至期待这次培训能解决他们的所有问题，也有一些学员参加了震后诸多培训，只是想来看看教育部能讲些什么不同的内容。我当时感觉，这是我30多年从业生涯当中最难讲的一堂课！

培训开幕，由我做第一讲，我就真实表达了我的感受：我转达了教育部领导们的关怀，说明我们组建专家组统一备课，就是为了能更好地为老师们服务，而不是"我们来教你们"。"昨晚培训中的授课老师集体备课到深夜12点，努力把你们昨天反映的情况整合到今天的课程里。"正式授课前的这种真诚的表达非常重要。老师还要调整对课程的预期，正确预估通过四天的课学员能有什么样的收获；还有小组设置的目的和功能，老师要把这些内容都真诚地告诉给学员们。

开课第一天下午，我一看会场布置着十个圈，非常好！但是在十个圈的两边，有两排桌子，桌子后有椅子，明显会有一批人来观看。我问工作人员这是什么情况，他们说是四川师范大学心理学系的老师以及咨询中心的老师要观看。我说这不太合适，灾区来的老师会有一种"被当猴看"的感觉，所以我拒绝了。我常常反思自己总干这种得罪人的事，但是我觉得该做的事情还是要做！

还有一件事情给我留下了特别深的印象。有位讲课的老师化了特别浓的妆，我就对她说："你这样不合适，这些灾区来的老师家当都没了，我觉得你这样的装扮会引发他们的丧失感，能不能朴素一点？其他老师几乎都穿着素色的衣服。"然而她对我的话不予理睬。因为老师来自全国各地，所以也不那么好管理，这是需要承认的事实。

四天的培训效果真的非常好，我们把心理治疗的培训的模式带到了教育领域。四天后的闭幕式上，这些老师多才多艺，他们表演的节目让所有老师学员都流下了眼泪。教育部官员说："我工作16年了，第一次看到一个为期四天的培训，能达到如此效果，如此感人。"

后来我发了一条短信给我的朋友、同行们：助人者需要自我保健，要在合适的环境下痛快地哭。所谓文明的人，已经社会化了，可能就不会哭了，只会特别压抑地擦眼泪。在合适的环境下，痛快地哭，并大口喘气，让自己的身体逐渐脱敏，这样作为从业者才不会落下伤。工作小组内部应该有团结温暖的气氛，相互关爱，可以有学术争论，但是不相互指责。时刻提醒自己，在巨大的灾难面前，自己常常会产生无能感、无助感、渺小感，这是非常正常的，我们只需要能做多少做多少，能干多少干多少。后方的情感支持，来自领导、同事、朋友们的问候，是我们最大的支持。心中有大爱，对人类的爱。

第一次从地震灾区回京后，我曾写下这样一段感言：

各位亲爱的领导、朋友们，我已平安返京。非常感谢你们的关心、惦记以及温暖的问候！你们是我情感的坚强后盾。感谢上苍给我这个机会，与灾难中的人们共度七天。这是一场心灵的洗涤，期待与大家分享！

我现在躺在柔软清洁的床上，想着那些灾民何时才能再一分分攒出自己的家当，何时心灵的伤口才能一点点地愈合……

我请所有的朋友们感谢我们现在拥有的一切，并深深地祝福那些遭受苦难的人们！

汶川地震后心理社会响应高层研讨会

2008 年 10 月 10 ～ 11 日，马弘老师组织了一场由联合国人口活动基金会（UNFPA）、世界卫生组织主办，北京大学精神卫生研究所承办的"汶川地震后心理社会响应高层研讨会"。研讨会中有一些视角是非常重要的：强调各个部门，包括灾难管理官员们、精神卫生和危机干预的专家学者们以及媒体应该合作，来让社会更稳定地度过危机和灾难。研讨会中还探讨了媒体该如何报道灾难，这个问题非常重要，有责任心的媒体都应该想一想这个问题。我在会上分享的是"媒体工作者的心理减压"。

还有一个项目是村委会主任培训。村委会主任是上传下达的重要的枢纽，都有十分丰富的经验，我们给他们做危机干预，一开始气氛显得非常古怪，所以破冰的工作很重要，我觉得那对我是一个历练。只有 5% 的村委会主任看起来是我原来想象中村委会主任的样子，95% 像大学教授，像政府官员，而且出口成章，用诗歌来自我表达，棒极了！这个过程对我也是一种历练，我学会了如何与村委会主任这个群体沟通、打交道。

2010年舟曲泥石流心理援助

2010年8月7日，甘肃省舟曲县发生了特大泥石流、山洪灾害，流经之处夷为平地。我和西南民族大学的陈秋燕老师作为教育部专家，先是在甘肃省教育厅的组织下，给来自全省的20多位心理老师做培训，然后坐了一天车到了舟曲，沿途不时看到翻进山沟的车，山上经常有大石头滑下来，非常危险。下午快到的时候，转过一个山坳，我们突然远远地看到大山里的村庄上面飘荡着一片五星红旗！你们能想象那个场景吗？我当时眼眶都湿润了，所有人都能感觉到，在遭受大灾大难的时候，是国家政府给灾民送吃的、喝的、用的，帮他们安置。

我们到舟曲以后等了好久，当地的教育局其实并不太欢迎我们，他们会考虑我们住在哪里、吃什么、谁付钱等这些具体的问题。当时我们基本都是吃方便面，也缺水，上厕所是非常大的问题。调研之后，我们开始给老师做培训，直到学校重新开学。

我们在调研的时候看到舟曲三中的一面墙上一首《无尽的忧伤，因为你的离去》散文诗写得特别好，与大家一起分享，共勉：

又到开学时，此刻，很难像往年一样写下诸如"秋高气爽""瓜果飘香"的词语。忧伤像至今未退的江水一样，将我们每一个人的心漫过。这是说不出的痛。

或许有人会说，面对灾难，我们应该坚强。是的，所以我们一直都很坚强。可是亲人罹难，撕心裂肺，我们又怎能不悲伤？也许随着时间的流逝，我们会平静，但这份忧伤将永远深埋在心底。你如此，我如此，三中如此。二〇一〇年秋季学期，一些我们曾经无比熟悉的面孔将不会再出现在三中美丽的校园。别了，敬爱的老师！别了，亲爱的同学！别了，那些曾经给予我们支持与理解的家长！通往天堂的路如此洁白，你们一路走好！

逝者已矣。灾难带给我们的创伤永远无法抹平，可生活还得继续。以后的日子，三中会加倍善待每一个孩子，以告慰亡者的在天之灵。凤凰涅槃，浴火重生。在经历一次又一次的劫难后，三中人的脚步更加坚定。

无尽的忧伤，因为你的离去！

坚定地前行，因为你的离去！

2018 年重庆危机事件的心理援助

2018 年 10 月 25 ～ 28 日，我在重庆医科大学讲授临床催眠第二阶段的培训课程。我一共去了四天，第二天就发生了重庆幼儿园砍人事件，第四天发生了万州公共汽车坠江事件。在第二天讲课的过程中，有好多老师进进出出，我就感到好像发生什么事了，因为他们好多都是医生，已经开始领任务了。我在 27 日晚上紧急给重庆市的医疗、教育、团市委三方面队伍做了危机事件应对的公益培训。

2020 年武汉疫情心理援助

2020 年 1 月，新冠肺炎疫情在武汉爆发。大年初一，我在朋友圈里发表了心理援助的几点建议。大年初二，关于心理干预方案的文章开始大量出现。我在《危机管理中的 SAFER-R 模型》一文（见附录 A）中提到"三位一体脑"，当边缘系统被激活，它一定会干扰大脑皮层的工作。在这种情况下，人们是读不进大段的文字的，所以我就用了一天时间，把我 30 多年的从业经验和 20 多年的催眠经验浓缩在了《唤醒你的内在生命力》文稿（见附录 B）里，做成了音频。

这个音频包含了很多临床催眠的技术，比如分离技术、混乱技术、相对安全感、暗示的植入。如果你仔细听的话，你会听到"冷静""笃定""灵活"等词语的植入，还有隐喻、真实感觉道的记忆、锚定技术等。催眠中通过语音语调等非言语信息对脑干进行工作，让人在危机中安静和稳定下来。

2 月 4 日，我应童俊教授的邀请，给武汉心理卫生中心做了关于"一线医护人员及家属的心理调适"的讲座。这次讲座的准备尤为艰难，因为我必须先"进入一线医护人员的身体"，跟着他们出门诊、吃饭、休息、上不了厕所、感受到害怕、与家人分离，然后我才能充分地备课。

中日友好医院邀请我给他们管辖的武汉方舱医院的病人做一个音频。我用了一个隐喻叫"美丽国度，助力抗疫"，强调我们只有一个共同的敌人，促进方舱医院病人对大情境的理解，以及对医护人员的理解与配合。

在新冠肺炎疫情中，那些奋斗在一线的心理工作者是真正的英雄！历史不应该忘记他们，他们冒着生命危险，在武汉的医院里跟病人近距离接触，做出了无与伦比的贡献。

不当的行为也有其功能，也是人类的生存智慧。灾难之中，要相信我们都能活下去，都会活下去，要对生活保持好奇，对生活保持信心，春日终将到来！

第二部分

术·创伤事件的心理干预方法

对于临床心理工作者来说，最重要的事情就是

上，要成为行动指南，指导我们提升专业能力和胜

了解、遵循伦理守则。伦理守则不能只停留在纸面

任力。

——樊富珉

05

科学有序的专业心理服务的基石
危机干预伦理

樊富珉

在本章中，我将通过分享自己在危机干预中的一些工作经历，来谈谈危机干预和热线咨询中的伦理。

我的自我定位是在中国心理健康和心理咨询发展过程中的一个先行者或者探索者。我已经有 30 多年的心理健康相关的工作经验。心理健康的服务有多种形式，我参与危机干预，尤其是重大的群体性灾难事件后的危机干预的个人经验，大概始于 2003 年的 SARS 疫情。

30 年前，我在日本筑波大学心理学系学习心理咨询，有一门课是自杀预防。我当时去日本留学是带着问题去的：我对大学生群体中出现自杀现象不太理解，心存疑惑。他们是这么优秀的名校学生，享有这么好的学习条件、这么难得的资源，历经艰难考进名校，为什么会自杀？带着不解，我开始关注自杀事件引发的危机。个人的灾难也是危机，只是影响的范围有限。美国哀伤辅导专家罗伯特·A.内米耶尔（Robert A. Neimeyer）的研究认为，平均 1 个人的死亡，会影响到其身边 128 个人，使他们的生活从此发生改变，并且对大部分人会产生负面影响，伤痛有可能伴随他们很久。这次新冠肺炎疫情是重大公共卫生事件，来势汹汹，病毒传染性强，影响面很广，几乎所有人的生活都被改变了。在这种公众性的危机事件中，如何进行危机干预，在干预过程中如何专业、科学、规范地开展工作，就涉及我们要谈的危机干预的伦理问题。

SARS 疫情暴发时，时任中国心理学会临床与咨询心理学专业委员会主任委员的北大钱铭怡教授组织我们开展心理援助热线工作。新冠肺炎疫情初期有记者采访我："SARS 是公共卫生事件，这次新冠肺炎疫情也一样。那么在两次疫情中进行的危机干预或者整个心理援助方面，有什么不同呢？"我感慨万分。不同之处有很多，但最重要的是，这次疫情中的心理援助从一开始就非常重视伦理问题，注重从伦理视角规范、科学、有序、专业地提供危机心理援助服务。

本章主要讲三个方面。由于并不是所有人都非常了解伦理，我会：

● 介绍伦理是什么，以及危机干预伦理为什么特别重要；

● 分享我危机干预实践中是怎么做的；

● 谈谈新冠肺炎疫情下的心理援助热线的伦理议题。

由于新冠肺炎病毒有极强的传染性，为了阻断病毒传播，尽可能避免人群聚集，居家隔离是对抗击疫情最大的支持。因此，疫情下开展心理援助工作主要有两种方式：心理援助热线和网络心理辅导。我将谈到，这两种危机时期的心理援助方式在疫情的特殊背景下实施，到底要考虑哪些伦理规范。

心理咨询与治疗伦理规范

伦理的定义

美国著名的咨询教育家杰拉德·柯瑞（Gerald Corey）认为：伦理是个人或团体用于衡量正当行为的原则。咨询伦理（counseling ethics）是指心理咨询和治疗中的工作规范和指引。通俗地讲，伦理就是在专业工作中提供该做什么、不该做什么，在什么情况下怎么做的规范。伦理对于每一个心理咨询师或治疗师来说都是基础要求，也是必修课。国外心理专业人员接受训练时，首先上的课是伦理，然后才会学理论流派、技术、方法。

北师大侯志瑾教授在《心理咨询与治疗伦理》的译者序中提到，几乎所有心理咨询和治疗的教科书后面都会附上伦理守则。在国外经济发达地区，专业的助人工作者如社工、心理咨询师、家庭治疗师等在工作中都有相应的伦理规范。伦理守则是一部"专业版的《圣经》"，专业的助人工作者不但要认真仔细拜读，更要在实践中去努力地践行。

专业技能与伦理规范

合格的助人工作者，包括心理咨询师、社工、教师、医生、警察，要想走得远、走得踏实，两个翅膀都要硬：

- 伦理规范。学习和了解什么是伦理，知道什么该做什么不该做；

术·创伤事件的心理干预方法

- 专业技能。掌握助人方法。如果仅知道什么该做，但是不会做，那么仍然帮不了人。

我国近一二十年来，心理咨询和治疗发展得非常快，海内外的学术交流、本土专家的创新，尤其是国家对心理健康服务的重视，极大激发了从业者学习专业技能的热情。但是，如果从业者只学习咨询与治疗的技术方法，缺乏伦理意识，最终仍无法真正帮助到有需要的人，甚至事与愿违，在未觉察的过程中伤害了人。这就像想学开车要先学交规，交规考试通过了才可以学驾驶技术，不懂交规就去开车，早晚会出事。在遵守交规的前提下，不断提升驾驶技术，才能更好地享受开车的乐趣和快感。

专业伦理的重要性

大量研究证明，心理咨询和治疗能有效缓解人们的内心痛苦，提高生活质量，但也有研究发现，有 5% ~ 10% 的当事人在治疗结束后情况更糟糕。到底是什么导致了这样的结果？原因有很多，比如当事人的问题可能比较复杂，不断恶化且难以处理，但更多的研究发现，这与治疗师的能力不足、工作中缺乏对伦理的敏感度、忽视对当事人利益的关照相关。所以，对于临床心理工作者来说，最重要的事情就是了解、遵循伦理守则。伦理守则不能只停留在纸面上，要成为行动指南，指导我们提升专业能力和胜任力。

符合专业伦理的行为

我相信所有从事心理咨询和治疗行业的专业人员，都心怀助人的善念。但是如果你仅有助人的动机，不了解伦理的规范，就容易做错事、帮倒忙、添乱。要做出符合专业伦理的行为，需要考虑个人的价值观、助人伦理的守则和你所服务的机构的规定，还要考虑当事人的福祉。要做出对当事人最有利的决定，需要考虑很多因素，这个过程是很复杂的。

中国台湾地区心理师资格考试中必考伦理

我们已经了解到伦理的重要性，显而易见，要想从事心理健康服务行业，专业伦理应该是必修和基础。现在我国大陆地区已有多所高校的临床心理学教学中开设了伦理课，之前很多学校是不开设的，大家只是关心学了多少技术，对伦理却不够了解和重视。

在和台湾地区学者的交流中，我了解到当地在 2000 年前，由于心理咨询与心理治疗没有统一规定和资质考核，心理行业服务质量参差不齐。2000 年台湾地区颁布规定：心理师包含临床心理师和咨商心理师，两类的课程大概有百分之七八十的内容相似，区别在于临床心理师更多地服务达到心理疾病诊断标准的患者，如强迫症、焦虑症、人格障碍等；咨商心理师更多为普通大众中有心理困扰的人提供心理健康服务。要想成为咨询师，需要参加咨商心理师的考核，必须通过执业资格考试，获得类似于医师、律师、会计师这样的从业资格后，才可以从业。咨询与心理治疗实务和专业伦理是考核中的必考项目。此后，台湾地区心理行业服务质量有了很大改善。

中国心理学会临床与咨询工作伦理守则的形成与完善

中国心理学会临床与咨询心理学工作伦理守则的第一版经过 20 多年的酝酿，不断修改、完善，最后通过心理学会的常务理事会的批准，于 2007 年发表于《心理学报》第 5 期。第二版则于 2018 年在《心理学报》第 11 期上正式发表。第一版发表后的十年，是中国心理咨询和治疗发展最快的时期，出现了很多新的问题。我们在第二版中做了补充，其中除了制定说明、总则，条文共有十章：

- 专业关系
- 知情同意
- 隐私权与保密性
- 专业胜任力和专业责任
- 心理测量与评估
- 教学、培训与督导
- 研究和发表
- 远程专业工作（网络 / 电话咨询）
- 媒体沟通与合作
- 伦理问题处理

伦理的学习和践行需要培训，当然伦理培训不是一次性的，即使从业者已在从事专业工作，也仍要不断接受伦理的培训。重新注册登记时还需要有伦理的继续教育学分。

伦理总则包括善行、责任、诚信、公正和尊重，每一个具体伦理条目的制定都要遵循总则。危机干预伦理在第二版伦理守则中没有特别提到，在没有相应的条文的情况下，可以参照总则。

中国当前临床工作者面临的伦理困境与问题

在心理咨询和治疗实践中，伦理问题的表现形式多种多样，但有几个最常见的伦理议题。

2006 年钱铭怡教授的团队发表了关于当前临床心理学工作者常见

的伦理困扰，包括：

- 专业胜任力问题。没有经过系统、规范的训练，或者没有接受某种专业的训练就去做专业的心理健康工作。比如，没有经过催眠治疗系统训练，只听了讲座或看了几本书，就去做催眠治疗，这是非常危险的。既不知其然，也不知其所以然。
- 关系问题。涉及多重关系，与性相关的关系，还有非性的关系，比如商业关系、师生关系、上下级关系。
- 保密问题。不尊重个人隐私，未经过知情同意，比如说未经许可的录音、泄露来访者的个人信息等。
- 心理测量问题。比如为收钱而进行心理测量，对结果不做任何解释等。

与此类似，我认为最常见的伦理议题有四个，疫情下的危机干预与心理援助热线伦理也是从这四个方面来界定：

- 专业胜任力；
- 专业关系；
- 保密问题；
- 知情同意。

如何进行心理危机干预实践

心理危机干预不同于一般的心理咨询和治疗

以上讲到的主要是心理咨询和治疗中的伦理，但危机干预并不等同于心理咨询和治疗。

在我们行业里，大家都知道22部委联合印发的《关于加强心理健康服务的指导意见》（国卫疾控发〔2016〕77号），这是国家层面上的宏观心理健康服务的指导意见，其印发对于整个行业发展来讲是极具影响的历史事件。

《关于加强心理健康服务的指导意见》中指出，心理健康服务有两类目的：第一，减轻、减少、降低心理问题；第二，促进心理健康，提高人的生活质量。所以减少问题，提升幸福，这是我们心理健康服务的目标。

那么我们用什么样的服务形式来达成目标？主要有四类：

- 心理健康宣传；
- 心理咨询；
- 心理治疗；
- 危机干预。

危机干预本来就是心理健康服务的重要内容。我们在关注心理咨询和治疗的同时，不能忽略心理危机干预。危机干预是需要专门培训的，当然如果你有心理咨询、心理治疗的经验，再学习危机干预，可能比完全没有咨询经验的人做得更好一些，因为你会对咨访关系、咨询技巧这些比较清楚。但是，如果没有接受危机干预和心理援助工作方面的训练，就急匆匆冲到前线，往往会"好心没有好结果"。

我们在回顾重大灾难心理援助的时候，总会想起当年汶川地震后，灾区出现的一种声音："防火，防盗，防心理咨询师。"汶川地震后，三年间我去了灾区39次，接触了很多一线的老百姓，他们一点都不怀疑我们心理工作者去工作的热诚和善良，不怀疑我们的好意，也不怀疑我们的动机。但是，在接受一些心理工作者的帮助后，他们觉得自己情况更不好了。后来我做了一些分析，最后了解到之所以会这样，正是因为一些咨询师没有好好学习，做好心理危机的工作准备，而是在灾后立即去做心理咨询，时机和目标都错了。

什么是心理危机

在系统介绍心理危机干预之前，我们先来说一说什么是心理危机。

心理危机指当个体面对突发意外事件时，手足无措，原有的应对方式或应对资源失效，陷入心理失衡状态。突发事件可以是自然灾害、重大公共卫生事件，也可以是人为因素导致的。当突发事件发生时，个体因为没有遇到过，不知道该怎么办，面对健康、生命的威胁，甚至身边人的死亡，可能出现精神濒临崩溃的状态，表现出极度恐慌、紧张、苦恼、焦虑、抑郁，甚至产生轻生的意念。

需要特别提醒，心理危机不是疾病，而是在非正常状态下的一种情感的反应。它具有四个基本特征：

- 是一种短暂的临时状态；
- 是一种混乱与崩溃状态；
- 当事人无法用通常有效的方法来处理所面临的特殊困境；
- 有获得新的良性结果的潜在机会。

我们在疫情中设立的心理援助热线，服务一般都是短暂的，一次接线在 30 分钟左右；灾后热线工作也只在危机状态下进行，危机过后热线就完成了使命。心理危机就是一种暂时的现象，一种混乱的状态，一种原有的应对方式失效后没有办法来应对的状态。

什么是心理危机干预

心理危机干预指对处在心理危机状态下的个人采取明确有效的措

施，使之最终战胜危机，恢复心理平衡，重新适应生活。

如何评判心理危机干预是否有效呢？有三个很重要的指标：

- 当事人在危机中得到了一些对现实的把握，有了掌控感。危机常常让我们有不确定感，尤其像这次的新冠肺炎疫情初期，人们对新冠病毒完全不了解，不知道它怎么传播、致死率究竟如何，因此感到慌张和失控。干预的作用是让你获得一些对现实的把控。
- 当事人能够重新认识所经历的危机事件，可以从新的视角去看待它。
- 对于未来可能遇到的危机，学到一些新的应对策略和手段。

基本需要的破坏和恢复

在马斯洛的需要层次理论中，安全感是人最基本的需要之一。人类还有信任感的需要、自我控制感的需要、自尊的需要、良好关系的需要。灾难事件的发生，例如新冠肺炎疫情的突然爆发，把我们这些基本的需要都给破坏了，影响巨大。

美国作家约翰·巴里的《大流感：最致命瘟疫的史诗》一书回顾了 1918 ～ 1919 年导致超过 4000 万人死亡的大流感，说道在瘟疫爆发时，恐惧几乎要将整个社会淹没和摧毁，远胜于疾病本身。方新老师在疫情期间给医生讲课时也说过，当下社会有两个病毒，一个叫新冠病毒，另一个叫恐慌病毒。

危机事件后，人们有一些共同的心理需要：我们需要知道真相、缓解焦虑、减少恐慌、远离孤单等。新冠肺炎疫情期间很多提法让我觉得特别的暖心：隔离不隔心、隔离不隔爱、齐心协力、万众一心、抱团取暖等。危机后我们需要增加安全感、增加掌控感、强化社会支持、增强社会联结……

危机干预的时机和结果

人有一种自我修复的能力，一种自我帮助的倾向，我们心理援助工作的目标正是帮助处于心理危机中的人找回自己的力量，慢慢地恢复，并且尽可能对今后的危机做好提前的准备。于是，危机干预可以让我们的心理状态从混乱到有序，从失衡到平衡，从无力到有力，这是我们做心理援助的重要目的。

危机事件发生以后，所有人都会有应激反应，包括生理上和心理上的。人对危机事件反应的强度和持续时间会直接影响到其心理健康。并不是所有的人都需要干预。很多人有很强的自我调节能力，自己可以慢慢恢复。当某个人一时难以恢复，需要专业帮助的时候，危机干预就可以起作用。

危机事件对人的影响可能导致四种结果，首先，最理想的结果是当事人不仅渡过了这个难关，而且还获得了新的成长；其次是基本恢复到原来的水平；再次是没有恢复，出现病态，带着伤痕去生活，如果今后再次经历某些突发事件或者个人生活事件，就容易出现问题；最后，最严重的就是崩溃。我们做危机干预就是希望大家能够恢复到正常，如果有可能的话，可以获得一些成长，这是更好的。但是我们最重要的工作，是要尽量避免当事人出现崩溃。

可以说危机干预是心理急救，是包扎，是清创，并不是深入地探究哪个部分出问题，进而做系统的治疗。总之，危机干预和心理治疗是不一样的。

危机干预要点和流程

在几乎所有危机事件当中，我们都要做三件事情：

- **了解危机事件中的心理反应。** 就是帮助当事人进行非正常状态下的正常化，这对于稳定情绪是很重要的。危机会带来各种各样的反应。很多人都会想：我怎么这么焦虑？为什么我好几天睡不着觉、吃不下饭？我什么都不想干，我是不是病了？我是不是心理出问题了？这个时候我们就需要帮助他们去做反应正常化。当接纳"我现在这个状态"是"对这个危机事件的正常反应"的时候，情绪就会更稳定。

- **寻求和建立社会支持网络。** 我们还需要帮助当事人寻找他身边的社会支持。众所周知，有社会支持，我们就更容易渡过难关。如果独自面对，一旦面对不了就崩溃了。所以，我们要帮助当事人寻找身边的家人、朋友或者其他当事人信赖的人。可以问他"以前有困难都会找什么人帮忙""现在可以找什么人帮忙"。也可以向当事人介绍热线电话，或者某些咨询平台。

- **学习积极健康的应对方式。** 在危机中，原来的应对方法可能不灵了，新的方法当事人还不知道。我们在慌乱中可能用一些消极的应对方法，比如反复洗手、反复量体温、不停地消毒、不停地刷手机，不敢出门、越来越焦虑。我们可以和当事人讨论一下"可以做些什么，减轻焦虑"，探索一些让他可以感觉更好的方法，帮助他找到一种新的有效应对的方法，从而拓展他的应对能力。

处理危机事件的要素（ABCSs 模式）

美国团体专业工作者协会（ASGW）在处理危机事件时，通常用到 ABCSs 模式。无论是天灾还是人祸，无论是个体灾难还是群体灾难，危机干预中都要考虑 ABCSs。

- A 是情绪：你的感受是什么？
- B 是行动：你做了什么？
- C 是认知：你是怎么想的？
- S 是信仰和宗教。
- s 是人性：人性的本质和复原力。

危机干预和其他的咨询治疗不一样，最大的特点就是灵活性。你要怎么做，完全应当根据危机现场的情况和求助者的需要决定，而不是提前想好，无论具体情况如何都按照想好的思路做。

危机干预一般流程

无论是个别干预还是团体干预，都要遵循这样的工作流程：

1）确定干预的人群；

2）心理危机状况评估；

3）有针对性地设计干预方案；

4）实施干预；

5）干预者接受个体与团体督导。

由于可能受到替代性创伤的影响，危机干预工作者一定要有督导，以疏解危机干预工作带给自身的负面影响。

危机干预实践

这里分享我 2015 年在天津滨海新区爆炸事故中做的危机干预实践，帮助大家理解危机干预的灵活性和伦理。当时我的团队一行五人

（由临床与咨询心理学方向的教授、博士后、博士生组成）受到天津滨海新区一家有300多名员工的高新企业邀请，在因大爆炸发生而停工一段时间后复工第一天帮助员工舒缓压力。该企业离爆炸点有几公里，厂房和设备有一些损坏，人员没有伤亡，但是很多员工居住的地方离爆炸地点比较近，听到巨大的爆炸声，看到火光熊熊，受到了惊吓。企业300多名员工，大部分回了家，只剩下100多人。我们先问："你们有什么需要？期望我们做些什么？"对方回答："我们要开工！但不知道怎么开工。不能让大家假装什么事也没发生一样来工作，让大家该做什么就做什么。我们想请你们用一天的时间，帮助我们的员工稳定情绪，能够重新投入工作。"灾难后关爱员工心理健康，这个企业的意识非常棒。

　　了解情况后，我们马上着手准备，确定我们可以做什么。第一件事，为留下来的全体员工做一场安心讲座"面对灾难我们该怎么办"，由我主讲，几位助手在旁边观察听众反应。讲座中通过一些有趣的小练习，听众边听边做边交流，有机会把自己的担心、恐惧、不知所措说出来。讲完以后，我们邀请员工观察到自己有哪些身心反应，并且让希望自己更安心的员工自愿留下来，参加"安心团体"。自愿留下的员工有40～50人，他们愿意留下，第一说明他们关心自己的情况，第二说明他们有需要。下午，我们将留下的员工分成四组，每组10～15个人，开展安心减压团体活动，活动差不多进行了两个小时。四个小组的带领者在活动结束时又跟组员商量："如果你还希望得到更多的帮助，就请留下来，我们还会有后续的工作。"每组大概又留下了两三个人，总共10个人。这10名员工反应相对强烈一些，由两位带领者对这10名员工进一步进行小团体辅导。同时我们发现，不仅仅是员工，高管以及家属受到的刺激也特别大，家属反应特别强烈，影响到这些高管，使他们不能安心工作。于是我们梳理需要帮助的家属，由我来做家属的个案干预，我们团队里做儿童艺术治疗的老师对孩子们用绘画和舞动等表达性艺术方法进行干预。我们这个干预团队的成员发挥各自所长，形成合力，在有限的时间内为企业提供了灾难后的心理疏导。一天从早到晚的危机干预工作一场接一场，时间紧凑，干预聚焦。

危机干预工作全部结束以后，我们傍晚乘高铁要赶回北京。我作为危机干预团队的负责人，把人带出去工作，就要对大家负责任。处理灾难事件对心理援助者也会带来一些影响，我不能让他们带着负面情绪回到生活和学习当中。于是我们在高铁火车站的一个无人的角落里，利用等车的40分钟时间，每个人都站着（为了远离候车的人群）开展了援助者减压团体。我邀请两名博士后，两名博士生，叙述这次工作中的压力、困难和情绪，再给大家鼓励，最后团体成员手拉手互相支持、互相打气。整个危机干预只有一天，我们充分用好企业给的时间，高效有序地进行危机干预。很多情况下危机干预不可能给我们很多时间。这次干预反映了我们的工作流程，首先在了解清楚情况和需求后，采用多种工作形式，例如有讲座、团体干预、个别干预、语言和非语言艺术的干预；干预对象包括企业员工、管理者和家属，以及援助者自身。这次危机干预取得了良好的效果，得到受邀企业的好评，也收到干预对象的积极反馈。

在这次干预实践之后，我们做了总结：危机干预工作一定要符合伦理要求。

- **专业准备**。提前培训好参与干预的人员，或由有危机干预受训背景的人参加，保证了专业胜任力。

术·创伤事件的心理干预方法

- **团队作战**。危机干预非常消耗精力、体力、时间、情感。团队作战，大家可以互相支持、互相打气、互相鼓励。
- **摸清情况**。一定不能"想当然"，要提前摸清服务对象的需要，有针对性地提供切实的服务。
- **灵活应变**。干预流程并不是事先确定的，事先只有一个方案。到现场后，经过细致沟通，根据现场需要，在预案基础上调整，多种方法结合，尽可能在一天内把工作做到最充分。
- **遵守规则**。自始至终要牢记危机干预的要点，始终要帮助当事人稳定情绪。我们不去解决所有的问题，既不可能，也没必要。另外，我们要开发服务对象自身的资源，看还能利用什么。
- **发挥专长**。要发挥干预团队成员各自的专长，我们用了语言的、非语言的干预和艺术表达等各种方法，针对的对象也不一样。

干预结束后一个月，我应天津滨海新区工会的邀请给危机干预志愿者做减压团体工作，听工会的干部讲有一家企业爆炸后恢复生产，员工心态稳定，因为他们邀请了心理学工作者到企业做了心理援助。我知道他们说的就是我们去干预的那家企业，也因此间接了解到了危机干预的效果。

危机干预人员的胜任力

危机干预人员的胜任力也是伦理问题的一大核心。没有金刚钻，别揽瓷器活。胜任力的结构包括知识、技能、态度，下文从这三个方面简述。

（1）知识

每一次危机事件都不一样，要了解事件相关的知识。很多心理问题和事件本身有关，比如说新冠肺炎，专业人员要知道这个病毒的基本知识、如何传播、如何防护等。武汉心理医院在疫情初期，接到的热线电话有一半以上都是询问这些信息的，很多人问"我咳嗽，是不是这个病啊"。对危机干预人员来说，常识性的信息要了解。除了危机干预理论与方法，专业人员还要掌握心理咨询相关的理论和技术，以及哀伤辅导和生命教育的相关知识。北师大王建平教授特意在注册系统公众号上写了一些关于哀伤辅导的知识，大家可以自主学习。

（2）技能

某个人打电话来，他到底是低危险、中危险，还是高危险？你要有评估的技能。你拿起电话来，怎么跟对方打招呼？怎么介绍你们的服务？怎么让他信任你？这都是接线服务的一些技巧。

（3）态度

首先，你要有助人的意愿、身心健康并能自我觉察，遵守危机干预的伦理。心理援助工作其实非常耗损精力、体力和情感，是一项高风险的工作。你有没有做好准备？能否自我照顾？能否只做个人能力范围内的事情？这都是伦理的要求。

专业伦理是地基

请大家记住图 2 这个小房子，它能帮助你当一个胜任的、有效能的心理咨询师。打好专业伦理的基础是第一位的，之后再对相应的能力进行训练。

对心理健康服务行业来说，强调遵循专业伦理有如下两点意义：第一，可以规范专业人员的行为，我们做的是专业、负责、科学、规范的工作；第二，可以提高我们的专业服务质量。对外来讲，遵循专业伦理可以维护当事人权益，增加公众对心理咨询行业的信任。

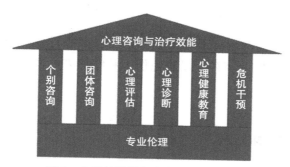

图2　心理健康服务中专业伦理是基础

在危机干预当中，伦理要考虑两个方面：一是危机干预工作的重点，你要清楚危机评估的方法、实施流程；二是危机干预中常见的伦理议题，比如知情同意、胜任力、专业关系、保密等。

这次新冠肺炎疫情发生后，国家卫健委特别重视心理健康和心理疏导，反应迅速，出台了心理援助热线工作指南，对热线咨询师提出明确的要求，这也是保证胜任力的举措。

心理援助热线以及工作伦理

心理援助热线的目标

在正常、非远程情况下进行心理危机干预，我们更提倡面对面的工作，但像这一次面对爆发的传染病疫情，最重要的是避免人际接触传染，遵循安全距离原则，所以网络和电话就成为最主要的危机干预和心理援助服务途径。

如何通过心理援助热线，帮助处在危机中的人们度过难熬的困难时期，满足（哪怕是部分满足）他们的心理需要？援助热线的目标是，运用心理学方法和技术，为来电者提供心理援助服务，包括帮助来电者发现问题、提供情绪疏导、情感支持和危机干预，促进来电者情绪稳定，维护心理健康。要自始至终遵守善行、责任、诚信、公正、尊重的专业伦理和职业精神，以避免伤害和维护来电者最大福祉为基本出发点。

热线咨询师的要求

国家卫健委对心理援助热线咨询师有四类要求，读者可以自行查阅。这些要求是为了保证服务质量，保证我们的工作能真正帮到人，起码需要具备心理学、医学、社工方面的知识，有100小时以上的咨询实践经验，有相应的专业资质，承诺参加全部培训，此外还要在热线工作过程中接受督导。在危机状态下，来电者情况复杂，如果遇到很棘手的问题，没有办法应对的时候，咨询师就要寻求督导的帮助。

国家卫健委还在心理援助热线规范里面提到了伦理，与我们讲的专业伦理有点不一样：政治责任感、科学准确信息传播，及时处理应急事件，保障客观公正，遵守知情同意保密原则。读者可以自己查看具体内容。

清华大学心理学系24小时免费热线的做法

清华大学心理学系与北京幸福公益基金会联合从2020年2月2日6：00起正式开通了抗击新冠肺炎疫情心理援助热线400-680-6101，24小时开通，13个席座。按照专业的要求招募志愿者，全程要求完成35小时的危机干预与热线专业培训，选拔后上岗，正式上线前要签两个保密协议。每次接线结束后做自评，也可以由来电者他评。每十名志愿者成立一个互助小组，互相给予同伴支持，每名志愿者每周接受一次固定时间、固定督导师的网络团体督导，还可以观摩一次其他小组团体督导。此外每周有一次总督导，由总督导师对督导师们进行网络团体督导。我们对危机事件制定了危机处理规范，每天24小时有三个危机督导值班。在设计过程中，我们着力于遵循伦理、科学，规范、专业地提供心理援助服务。这条热线在疫情期间是国家卫健委推荐的11条热线之一。只要你的危机干预和心理援助热线服务工作做得规范，就会得到社会、公众、政府的信任。

危机干预工作委员会公布的心理援助热线工作伦理

新冠肺炎疫情发生后，中国心理学会危机干预工作委员会委托我编写心理援助热线工作伦理，我和秘书黄峥博士合作，按照心理咨询与心理治疗常见伦理议题的四个方面，编写了在心理援助热线工作中知情同意与保密、专业关系和专业能力的伦理要点。首先是知情同意与保密，一般来讲，心理援助热线得到来电者口头同意就可以了。要告诉来电者保密原则和保密例外。比如，如果有人在电话中说要自杀，而且已经开始拿刀割腕，我们要一方面保持联系，通话不中断，并且要鼓励他告诉你关于如何找到他和他的监护人的信息；另一方面，可以与警方联系查到他的所在，从而去帮助他。

在危机干预尤其是心理援助热线中，一般我们都不报告自己的个人信息，也不会去问对方的姓名等个人信息。我们认为，对方愿意打电话过来，对我们来说就是一次助人的机会，这种关系是一种很短暂的、一次性的专业关系。我们特别强调边界，不会涉及个人化的内容，来电结束以后不会互相留微信和私人的联系电话。

如果我们的工作超越专业的范围，比如来电者询问就医问题，我们就要给他推荐一些政府或医疗机构联系方式。如果危机程度超越了我们的处理范围，我们就要给他们推荐一些针对高风险人群的服务机构。此外，热线工作者的自我照顾也是伦理的要求，因为心理热线是非常耗损精力、情感和体力的工作，热线工作者要让自己保持在一个良好的身心状态，让自己情绪稳定，才能够帮助别人。

最后，在遇到一些伦理难题的时候，请你记住总则，在善行、责任、诚信、公正和尊重的框架下，来考虑自己该怎么做。

术·创伤事件的心理干预方法

Q&A
答读者问

Q：是否必须询问危机亲历者的真实姓名和信息才能进行危机干预？

A：不问。

Q：如果发现来电者隐瞒接触史，接线员可以在何种程度上打破保密原则？

A：这个情况可以打破保密原则。打破还是不打破，要考虑当事人的生命安全和公众的利益。这也是在新冠肺炎疫情下的独特问题。有确诊或疑似的接触史而不讲，对他不利，很可能他自己就没有得到及时的治疗；也会危害别人，危害公众利益。因此在热线中，我们鼓励接线员在建立良好信任关系的前提下，把利害讲清楚。接线员要以当事人的利益为重，让他知道怎样做对他自己更好。隐私权永远不能高于生命权。

Q：疫情专线中，有来电者诉说的是之前就有的问题，跟疫情无关。接线员如何处理更符合伦理？

A：我们也接到过跟疫情无关的热线，来电者的问题不是由疫情引发的，当然疫情可能强化原有问题。要向来电者说明，这个热线是专门用于解决疫情带来的困扰的，我们要让更多的人可以用到公益资源。来电者以前的心理问题可能要跟专门的心理治疗师联系，等疫情稳定以后，要去寻求更专业的帮助。我们不是心理咨询热线，而是一次性服务的心理援助热线。在心理援助热线中不可能建立长期的咨询关系。

Q：多次来电者对不同接线者提供不同的信息，比如对一位接线员说自己在厦门，对另一位说自己在成都，其他信息又类似。如果在平时我会觉得这是骚扰，但是在疫情情况下，又觉得来电者确实需要支持，这种情况我该如何处理呢？

A：判断是不是骚扰电话，要看他讲的内容。我们在培训的时候，专门有一项内容叫"困难来电的处理"，其中就讲到骚扰电话怎么来处理。伦理问题真的很复杂，而且也没有绝对的标准答案，伦理守则也只能提供行动参考。我们遵循伦理的最高理想状态是尽可能地帮到有需要的人，而最低限度就是不造成伤害。

术·创伤事件的心理干预方法

在紧急情况发生的时候，你做的任何事情，只

会安宁，减少大家的焦虑和恐慌，就是在提供灾难

要保护或者促进了大家的心理健康或心理层面的社

心理社会支持！

——马弘

06

你我都是心理治疗师
创伤事件的社会心理支持

马弘

灾后心理社会支持不同于平时的心理支持

新冠肺炎疫情出现后，心理人马上行动起来，迅速就有了各种各样的热线、指南、驰援行动。但我们需要思考和注意的是，这些指南、行动方案中写的、宣传的心理救援、心理支持方法和技术，是否直接适用于特大灾难后的心理危机干预？或者说，平时的心理支持和灾后心理社会支持是不是一回事？

我认为在灾难或异乎寻常的、突发的紧急事件之后做的心理支持和援助，跟平时在医院、门诊、心理服务机构、学校或者企事业单位做的心理咨询和心理治疗不是一回事。二者的不同体现在很多方面（见表1）。

表1 创伤事件心理支持与一般心理咨询和治疗的区别

原因	灾难	任何心理问题
服务方式	主动	被动
针对人群	灾区群众等	主动求助者
时限	多在紧急救灾时段	可很长期
费用	基本免费	不免费
方式	社会心理支持	心理咨询，治疗
实施者	全体人员	咨询师，治疗师

- **服务方式不同**。灾后心理援助的服务是我们主动提供的；在平时做心理服务时，我们是被动等别人来问、挂号、在网上预约。

- **针对的人群不同**。灾后心理援助针对的是灾区的所有人，要对他们做进一步分类，找出需要灾后心理支持的人，主动去帮助他们；平时的心理咨询、心理支持，针对的是那些主动来向我们求助的人群。

- **时限不同**。灾后心理援助的时限特别重要，我们国家现在提供的灾后心理救援，在紧急救灾时就开始了，之后的恢复阶段，也需要持续地做。这次受疫情影响地区的人的心理需求，在疫情过后会比现在更高。平时，任何心理问题都可以做很长期的咨询，还可以提前设好会面多少次。但是对灾区，我们可能要打持久战，之后也会慢慢转移到平时的心理工作，处理后续的心理问题。

- **收费不同**。灾后的心理援助基本是免费的，少数服务由政府出资，比如我们在汶川做的那些项目，有些是由联合国、卫健委（原卫生部）出资的。而平时挂号、预约的服务是需要交费的。

- **援助方式不同。**灾后的精神卫生、心理上的支持，叫"社会心理支持"（或者"心理社会支持"）；对于平时的心理问题，我们用词叫"心理咨询"或"心理治疗"，有的时候可能会合并少量的用药。
- **实施的人员不同。**我认为，我们所有的人，不管有没有心理学背景，都可以做灾难时期的社会心理支持。但平时接受挂号、预约、付费的服务人员，必须要有专业资质，比如心理咨询师、治疗师、精神科医师等。

关于灾后与平时的心理支持的差别的四个故事

粮食的故事

这个故事被联合国收录到了教科书里，作为一个心理卫生服务案例。阿富汗的某个山区发生地震后，得到了很多粮食、水等援助，也有心理专家一起到灾区进行服务。

心理专家看到救灾物资，就跟指挥部说："你这个粮食要改一改，25公斤的袋子，要改成12.5公斤。"

指挥部说："粮食就是这么运来的，我现在哪有余力去改这个袋子？再说为什么要改呢？"

心理专家坚持一定要改，把道理讲了出来。当地官员一听马上就同意改了。为什么要改？我先保密。先说明，拆小袋不是为了显得多，减少焦虑，请你充分结合山区、地震这样的背景，先想想。（答案在本章"答读者问"部分揭晓。）

建筑的故事

这个故事对我特别有教育意义。汶川地震之后，来支援的来自哈

术·创伤事件的心理干预方法

佛的老师问我："你们汶川重建的条例中，精神卫生的标准是什么？"

我说："重建条例是重建房屋、社区、城市，不是说心理重建啊！"

他继续问："那房屋重建的时候，精神卫生标准是什么？"

我当时真的答不上来。你对这个问题怎么想？（答案在本章"答读者问"部分揭晓。）

通知的故事

2003 年 SARS 疫情期间，因为不知道因 SARS 去世的患者的骨灰是否还会传染，抗疫指挥部发了一个通知说，为了抗疫的胜利，请死亡患者的亲属暂时不要认领骨灰。北医六院精神科觉得这个做法可能不太合适，就搜集了一些资料，给北京市的抗疫指挥部写了一个关于亡者骨灰处理的建议，起草了一封给家属的慰问信。领导认可了我们的提议，在 SARS 疫情结束之后，给每一位遇难者的家属都发去了一份唁函，市长亲自签名，附上慰问金。函里大概是说："你们不去认领骨灰，不去送亲人最后一程，是为了抗疫的胜利，政府得感谢你们，感谢你们的贡献。"家属后来反馈说，他们特别感谢政府看见了他们的付出，认可他们的牺牲。在新冠肺炎疫情期间我们也干了一件差不多的事情，因新冠肺炎去世者的家属在他们去世时可能也在隔离，没有办法去送他们，没有办法拿回他们的遗物。我们建议有人替家属将遗物消完毒统一保管，等家属出院之后去认领，这对家属来说非常重要。相信殡葬的工作人员会好好地处理这件事情。

规定的故事

玉树是藏区，如果有人去世了，家人要在家里念经超度。玉树地震之后，村干部面临两难：是在家里超度在地震中去世的亲人，还是带领村民抗震救灾。当时青海规定干部一定要出来带领群众抗震救灾，我们也根据文化元素在危机干预中的作用提了一点小建议，去平衡这些干部的心理。考虑到村干部是由组织部管理，我们就建议组织部出面，向、村支书表示感谢："你没有在家里超度你的亲人，选择出来带领村民抗震救灾，我们特别感谢你们！"政府还亲自请来很多著名的活佛做集体的超度。我认为这样处理非常好。规定是死的，但可以更人性化，就像咖啡是苦的，我们要考虑怎么能加上伴侣让它更容易被人接受。这就就是我们精神卫生和心理工作者应该考虑的。

灾后心理社会支持的目标

联合国提出，在紧急情况发生时，保护并促进人们的心理健康和心理层面的社会安宁，就是灾难心理社会支持的目标。在紧急情况发生的时候，你做的任何事情，只要保护或者促进了大家的心理健康或心理层面的社会安宁，减少大家的焦虑和恐慌，就是在提供灾难心理社会支持！有两个小故事可以帮助你理解。

"我什么也没干"

汶川地震后，有个小姑娘眼睛挂着泪来到我们的心理咨询服务棚："你们这里是做心理服务的吗？我来了一周了，我是国家二级心理咨询师，特别想用专业帮助人，可是我什么都没做。"

原来，她刚到这个地方，就有一个群众问她："你有手机吗？你可不可以帮我找找我的家人？我的手机没有带出来。"于是她就用她的手机开始帮他找亲人，找来找去，她摸索出一些找人的方法，比如知道什么地方有集中安置点，也知道医院的电话，最后她就变成了一个专业找人的，天天都有人请她帮忙找人。

她说："一个星期了，我什么专业知识都没用上，做的事情就只是打电话帮着找人。我这个咨询师没有用。"

我说："你所做的事情，百分之百就是你应该做的心理社会干预。你看，找到线索的人，是不是就不那么焦虑了？"

她说："是啊！有线索他就能去找了。"

我说："对啊，那你觉得你做的是不是心理干预？"

她想了想，说："是啊。平常心理干预我都要坐下来谈，帮来访者处理最关心的问题。他现在最着急的就是找人，那么我就应该帮他找找看……谢谢啊，那我接着找人去了！"

她在那个阶段，做的就是非常具体、到位的心理社会支持工作。

"我不算志愿者"

天津滨海新区爆炸事故后，有一名当地的学生在一个医院做志愿者。烧伤的患者容易感染，所以医院不让家属进医院。她做的工作就是帮助这些伤员的家属，带他们领盒饭、回住的地方。别的志愿者身上都贴有志愿者标签，我觉得她做得很好，但身上什么标签都没贴，就问她为什么。

她说："我不是志愿者。我家就住在医院旁边，现在放暑假，我知道这儿有需要就过来了，我就是个帮忙的。"

我问："帮忙的为什么不是志愿者呢？"

她说："志愿者一般的都是心理志愿者，心理志愿者要有心理专业背景。我是学工科的，没有心理专业背景。"

我说："志愿者不应该这样理解。你做的事情跟他们做的事情一样，你也在帮助这些家属缓解他们的焦虑情绪，你帮他们做了很多具体的事。你也是志愿者，而且你也可以称自己为心理志愿者。"

她问："老师，我是吗？"

我说："是啊！只要能让他们不焦虑，心里踏实，他们需要帮助的时候你在旁边，这不就是最大的支持吗？"

她说："哦哦，那我确实是！那我也叫自己心理志愿者吧。"

在紧急情况发生的时候，不管你做了什么，只要让大家心里平静、踏实了，你做的就是灾后"心理社会支持"（或者"社会心理支持"）。

比如说这次新冠肺炎疫情暴发时期，如果没有口罩和防护服，任何一个心理援助者都没有办法去武汉，心理支持是到不了位的。

从疫情伊始，我就开始找物资。我在武汉的一个社区服务群里服务，他们说没医生，我就帮他们找医生；没有心理专业工作者，我就帮他们对接心理资源。做任何我认为"必须得有人做"的事。

各种物资、资源的供给保障、信息的提供、人员的调配，都是灾后心理社会支持的基础和一部分，如果这些做不到位，那么灾区的人一定会紧张、焦虑、恐慌甚至愤怒。我们要有这样的心理社会支持的观念。

灾后心理危机干预在中国的发展

"灾后心理危机干预"是我们在每次重大灾难事件后派出医疗队使用的名称。我所在的北京大学第六医院（北京大学精神卫生研究所），还有一个名称是"中国疾控中心精神卫生中心"。自从中国有了灾后心理危机干预，几乎每一次大型的事件都和北医六院有关。可以说，我自己的重要成长过程，也是中国灾后心理危机干预的发展的过程。

1994年克拉玛依火灾：我国第一个国家心理干预医疗队

1994年克拉玛依火灾之后，我有幸成为政府第一次派出的国家级心理干预医疗队四名队员中的一员。我和吕秀云教授是第一组，先去了三周，唐登华老师和李淑兰老师在第二组。

当时发生火灾的友谊馆前面竖起一堵很高的砖墙，因为家属否认孩子去世了，甚至听到孩子在里面哭，不停地要进去找，所以当地政府不得已砌了个墙。

我对接触到的第一个案例的记录，是完全按照临床病例的思路来写的，主诉、现病史、既往史、个人史、家族史、精神检查……结果写了一半写不下去了，因为人家就是长子遇难了，不是精神科病例啊！我当时的最大的感受有两条：

第一，灾后危机干预跟平常看病的临床工作完全不是一回事，人家不是来看病的，所以我带去的教科书、诊断标准，基本什么都没用上；

第二，灾后心理干预"没有用"。为什么？因为孩子没了，人家什么都不要，就要孩子回来，但你没有办法把他孩子带回来。你陪他哭，那有什么用呢？所以我觉得没有用，也变得很愤怒。后来吕教授就劝我、督导我。

直到第二年10月，我才开始觉得心理干预可能有用。那时我收到我在克拉玛依帮助过的一个被烧伤的12岁孩子寄来的一封信。他在信里说他特别喜欢我送他的玩具熊，要不是因为我，他当时都活不下去了。他说："是您在精神上支持我，给了我活下来的勇气。阿姨，我很想念您。"

我真的没有勇气回信，并且没敢再去克拉玛依。为什么送那个玩具熊呢？是因为我不知道跟他聊什么，我完全不知道应该跟他聊什么。

我觉得这孩子伤得这么重，我聊什么都没有用。就随便聊吧，用现在的话说就叫"尬聊"。聊来聊去不知道怎么就聊到北京，聊到动物园，聊到熊猫。我说："你喜欢熊猫吗？等你好了，去北京看熊猫呀！"他说："好呀，阿姨。"后来我就说："我给你买个玩具熊猫吧，我们医院之后还有人来，我托他们带给你。"他很高兴地说："嗯，可以啊！"

我回了北京就开始找玩具熊猫，费了很多工夫，就是找不到。后来我想动物园的礼品部一定会有，我就买了张票去了动物园，到礼品部，还找了熊猫馆，也没有买到玩具熊猫。于是我特别沮丧，我明明承诺了给孩子买，可是却买不到。后来我想，给他买个玩具熊吧，至少沾个字，不算我爽约失言。那个熊还挺大，我请唐登华大夫帮我把熊带了过去。

这个孩子在信里说他特别喜欢那个熊。我看了信特别兴奋，就开始跟别人分享。别人问我："你是怎么把他劝得能活下去的呢？你说了什么话呢？"我说我不知道，我不知道我说了什么，我完全忘记了。我说就是给了他一个玩具熊，仅此而已。

后来北医六院汪向东博士的研究也发现，在灾难过后，通常"重灾区支持多，轻灾区支持少"，在没有心理支持，只有社会支持的情况下，大概在灾难发生后的两年之内，相比于重灾区，社会支持少的轻灾区灾民的心理状况更差。

在克拉玛依的时候，每一次"头七""三七""五七"，遇难者家属去上坟的时候都会有人哭晕过去，我们就上去做一些心理安慰。后来在 2000 年洛阳迪厅火灾之后，我当时正好在卫健委借调，就跟着处里同事以官方身份去了，想要做一些工作，却被当地领导告知"不许说你们是精神科的"，因为遇难者家属说"我们只是遭了难，我们没有疯"，我们只能在殡仪馆里看着，却不能说话。七天的时间，我们眼看着民众的需求就在眼前，心理危机干预该做，可是我们不能去做。

2002 年大连空难：媒体对心理危机干预的推动

媒体是在什么时候介入灾后心理干预的呢？是在 2002 年大连空难之后。当时，当地的精神病院最初不愿意介入心理危机干预，仍在等待有需要的人主动挂号求助。有一位记者走访了五家酒店，写了一篇题为《灾后心理干预为何姗姗来迟》的文章。文章发表后，记者们找到大连的卫生局，说北京的心理医生已经来了，大连也有心理医生，也应该做服务。局长就让精神专科医院开展相关的服务。

在这之前，我们主动找到了医院，跟院长说，我们带来了全套的培训资料，你们肯定要做心理危机干预，我们来帮你们培训。院长说："不需要。政府没让我们去，我们去可能也干不好。"

"干不好才要培训呢。"

"不用！谁有需求到我们院挂号。"

我们在前文已经讲过，灾后心理干预不同于平常的心理咨询，需要主动靠前，主动去服务。但当时医院并没有这样的观念。

我们没有培训成，挺沮丧的。我们把该干的事情干完就准备走了，到机场过了安检，电话响了。

原来是局长让这个医院派医疗队，院长想起来我可以帮他们做培训，就问："你们回北京了吗？能回来帮我们做一下培训吗？"

我们就把机票退了，回去做了培训。医院的工作做得很好，后来对一些高危人群进行了一年的跟踪，干预效果很好。

总之，认知的改变真的是一个需要时间的过程，并且媒体在中国心理危机干预的推进上起了很大的作用。在汶川地震的时候，我才知道有灾民会因为没有媒体来报道、他的痛苦没有被全国人民知道而感到特别难过。我从那个时候开始有了媒体意识。然而，虽然媒体推动了大连空难后的心理危机干预，但在大连空难中，共有多少篇关于心理的媒体报道呢？ 13 篇，一点都不多。

2002 年北大山鹰社山难："被拒绝是正常的"

现在大家都知道了，服务要根据对象的需求，被拒绝是很正常的。我在北大山鹰社事件发生前，没有被拒绝的经历。在北大山鹰社山难之后，我去给家属提供心理服务，家属说"我不需要"，我觉得特别尴尬，觉得是不是我没服务好？幸亏我出来之后，看见丛中大夫也被家属撵出来了，我当时心里一下子就平衡了。他特别淡定地对我说："他暂时不需要我，我就出来了，我跟他说，你有需要可以来找我。被拒绝是很正常的啊！"从那以后，我就能够接受被拒绝了。

2003 年 SARS：要关注伦理和具体工作方式

2003 年 SARS 时期，北医六院的 30 名护士"支援"SARS 病房，经过很短暂的培训，就变成感染科的护士。其他医院也有同样的情况，医院需要有人顶这些岗缺，所有正常的医疗工作都被打乱了。很多正常的医疗、手术都停了，那些急需手术的患者非常痛苦。从当时的情况中可以看出，灾后心理干预的伦理讨论非常重要。除了 SARS 患者，其他患者的命是不是也是命？如果精神病人感染 SARS，是不是也应该和其他患者得到一样的待遇？这些都是非常重要的伦理议题。

当年抗击 SARS 的时候，热线还是大家坐在一起接听，没有隔间。现在有了智能手机，心理沟通的方式更多了。物资不足又有传染风险的情况下，戴着面罩说话又不容易听清的情况下，心理危机干预工作者应不应该急着一定要进病房？是否可以通过网络等各种现代化的手段达到目的？"灾后心理干预提供方式"的议题也值得进一步讨论。

2005 年黑龙江洪灾：心理危机干预有所成效

2005 年，联合国儿童基金会率先改变了战略，在灾后捐钱的同时，要求灾区接受心理危机干预。很多学校会对心理援助者说："援助款留下，你们回去吧，我们这里的人都很坚强！"但事实上并非如此。

在 2005 年发生在黑龙江的洪灾中，100 多个孩子遇难。有一个孩子的同学去世了，有很多话想跟同学说，又不被允许讨论，我们的大夫运用"空椅子"和角色扮演技术，帮助他把话都说了出来。我印象特别深，小男孩最后出去的时候走到门口，回过身来给我们大家鞠了一个躬，说："老师，我好了，我回去上课了。"

当地的老师也有很多创伤，甚至不敢看水。所有的老师都穿牛仔服，因为家长不能原谅老师活下来而孩子被冲走了，会冲上来撕扯他们的衣服。老师穿得稍微花一点，家长就说："你还有脸穿好衣服呢？我们连孩子都没有了！"我们三个月后去给这些老师做了五天的团体干预，最后一天，他们所有人都站在水边看太阳从湖面上升起来，特别美。他们也提出最后一天想去逛街，买新衣服穿，我们就留了一上午让他们去逛街。所以，慢慢地，我觉得干预是有效果的，但需要一定的时间和投入。

2008 年汶川地震：转变工作思路

到了汶川地震，我的体会是，大家要有转变思路的意识。常规心理咨询、心理治疗的套路是行不通的。比如对于孩子来说，"回归正常生活"就是像平常一样玩，像平常一样看喜欢的书，看迪士尼，看漫威。所以我们招募了志愿者带着孩子玩，这也是我在印度洋海啸的时候从泰国的危机干预中学习到的。

从汶川地震中我们看到，突发危机事件可能会带来"行政死机"现象，就是常规的工作没有及时改到"应急的频道"上来，导致办事不力。汶川地震时，一位受到表扬的卫生局长——绵阳卫生局时任雷局长非常快地调到了"救灾频道"。当时她就意识到要去北川拉伤员出来，但救护车效率太低，交通局的办事员还要求先打报告，她当时就急了，立马亲自到交通局协调，结果非常迅速地要到了车。

另外，我不建议以独立心理医疗队的方式参与前线支援，缺少后援很可能使你自己变成受灾群众。

同时，联合国的指南中写道，进行灾后心理社会支持、精神卫生服务，首先要做好现有服务的保障——比如对已有精神疾病患者的治疗。汶川地震后我曾和绵阳的一位精神卫生中心心理科主任吵过一架，因为当时她管理的精神病房条件极为艰苦，她把精力都投入到了病房，但我认为她身为主任，应该多想全省救灾的事。但后来，我也意识到，在灾难中，精神病房确实需要得到更多的关注。提醒大家一定不要忽略灾后精神病人的需求，不能因为当下的紧急情况就把他们自动屏蔽掉，好像他们一下子变成正常人了，这是不可能的。

2008年的国际培训：资源就在参与者身上，在走动中服务

我们第一次组织灾后心理危机干预培训是在2000年，把世界卫生组织的书翻译成中文，到现在仅有20年。我们从2003年开始协助国家写灾后心理危机干预预案。2004年我们不用外教，独立做了一次培训，到2013年，我们已经可以为其他国家进行培训了，对此我还挺骄傲的。2008年，我们组织了一个"中澳心理危机干预医疗队长和志愿者骨干培训班"，澳大利亚红十字会的主席也参加了。这一次培训我们和志愿者配合得很好。在给村支书做培训的时候，我们一开始还发愁，其实资源就在他们中间。我们问他们："你们有什么压力？你们是怎么解决的？"结果他们自己就总结得特别好。当时我们的切入也很好，同行的有内科医生，就问他们："辛苦工作这么久了，你们身体怎么样？有没有量过血压？"他们说没有，大家就排队量血压，内科大夫给他们做咨询，非常好地切入了灾后心理干预。所以，如果你去灾区想做心理干预，想做心理支持，你可以带个血压计，带个腕表，见到中老年人就可以问："最近特别劳累，平常血压怎么样？我帮你量量吧。"话匣子马上就打开了。

实际上，灾后政府工作者也可能会有耗竭的情况，所以以后再遇到大灾的时候，如果你原来正好做过一些领导工作，或者在基层工作过，你也可以对口支援。

另外，你要在平常走动中服务，比如是否抽烟过多、喝酒过多，

不用专门询问。如果他抽烟，你就可以问他："你平常抽烟吗？平时一天抽几包？现在抽几包？"如果他说"平常两天一包，现在一天两包"，那你就要提醒他了。这也是地地道道的精神卫生服务——减少有害物质的使用。

2014 年新疆乌鲁木齐暴恐事件：复杂情况下的多角度评估

在这次暴恐事件中，有 39 人死亡，94 人受伤。我们在新疆的时候发现，有一位 30 多岁的女性因为没有受伤，所以直接回家了。但是在暴恐事件中，她面向街道，看见了恐怖分子开枪、扔炸弹，看见了炸死的人摔在不远处，其实特别害怕。回家之后就出现了闪回，她甚至不敢开火做饭。过了几天，孩子先耐不住了，不能天天吃方便面啊，妈妈是不是病了？这才把妈妈送来精神卫生中心评估。

另一伤者在暴恐中骨折了。按理说他应该属于受影响比较重的，可他却乐呵呵的，医生就问他这次事件对他的影响大不大。他说："我只听见'嘣'的一声，我就给震得懵过去了，等我醒了发现我已经在医院了，腿给打上了石膏，其实我什么都没看见。"所以他受到的心理影响还不如那位没受伤的女性大。

由此可见，光用量表做评估是不够的。我们可以用量表进行初筛，但是可能会筛出假阳性或者假阴性，所以还是要社区动员，动员大家自己来说自己是否受到严重的心理影响。

2015 年天津滨海新区爆炸事故：随时随地进行心理干预

世界卫生组织的一个原则是随时随地，只要发现个体存在心理上的问题，就要用专业知识指导他该怎么做，把问题化解，让他心里踏实、舒服，家庭和睦。

在天津滨海新区爆炸事故后，我们医疗队从天津撤退的那一天，等车的时候看到被抽调过来的一个小伙子在旁边无精打采，原来他老婆正在坐月子，他每天早出晚归，老婆就抱怨说："你干脆别回家了，你回来还吵我们睡觉，一点忙也帮不上。"他每天都很郁闷、纠结。我就建议他说："要不你给夫人发一条短信吧，告诉她今天有个北京的医疗队要撤离了，医生专门来向我们道谢，说我们后勤保障做得特别好，还向我们的家人表示感谢。这军功章有我一半，也有你一半。"他当时对发送这条短信的效果将信将疑，但还是发送了。结果我还没到天津站，就看到了他发来的短信："马老师，心理学太神奇了，你看我老婆回复的，说'你在前方好好工作吧，家里有我。你好好干，你可以不回来了，我在家里没有问题'。"这就是随时随地干预。

Q&A
答读者问

Q：关于粮食的故事，为什么要把大袋粮食拆小袋？

A：大家要考虑到，震后家里的劳动力都已经去救灾了，如果粮食比较重的话，剩下的老弱妇孺是搬不动的，搬不动带来的不仅仅是"没有吃的"这么简单的问题，还可能让他们非常焦虑："政府的物资就在这里，但我拿不回家，我对家人没有贡献，救不了他们。"这会带来"次生伤害"，或者更大的问题。拆成小袋之后，大家都能把粮食拿回家，粮食就成了希望。

Q：地震后灾区重建精神卫生标准是什么？

A：汶川地震后，有多少人因为地震残疾？哈佛教授说，标准就是在建所有的房屋、银行、学校、电影院、医院等公共设施的时候，要考虑到残疾人的通道，别人能去的地方，因为地震残疾的人也要能去。

后来玉树地震后，我还正好碰到住建部去考察的处长，他说我们在原则上是有建设残疾人通道这一条的，但也要考虑资金的问题。所以这又回到伦理的思考——要如何处理受灾难影响的不同人的需求。比如，假定新冠肺炎疫情过后，有一些人因为肺炎有一些体力不支，能不能就把他开除了，让他别工作了？

实际上，在唐山大地震之后，政府是建了一个轮椅村的，但是轮椅村村民写道，他们"一辈子就在轮椅村"，再也出不去了。

如果你希望这个社会的每个人都可以尽量恢复到原来的状态，就要考虑到所有人。我也希望本书的读者，不管你将来做什么工作，当你担任领导或者有话语权的时候，你要有这种大的、心理的、精神卫生的思维，不要就事论事只考虑多数人。

每个人都可以成为灾后社会心理支持服务的提供者。

推荐书单

推荐希望学习灾后心理危机干预的读者读一读 2003、2007、2010、2013 年联合国机构间常委会（IASC）出版的指南，都有中文版本，可以在这个网址下载：https://www.who.int/mental_health/emergencies/zh/。尤其推荐 2007 年的这一本，只是可惜没有关于传染病的内容。

- 2007 年，《紧急情况下心理健康和心理社会支持指南》
- 2010 年，《人道主义紧急情况下的精神卫生和社会心理支持：人道主义卫生行动者应该知道些什么？》
- 2013 年，《现场工作者心理急救指南》
- 2013 年，《增进恢复：紧急情况发生后可持续的精神卫生保障》

我们在一次性咨询里的目标不是整体提升一个

这个处于危机状态或者被不良情绪笼罩的求助者先

态先恢复到平衡状态。

人的人格，产生整体上的、大幅度的改善，而是让

恢复到危机前的状态，帮助求助者将心理的失衡状

——杨凤池

07

共情的力量

灾后心理援助的回忆与思考

杨凤池

面对灾难，比如这次新冠肺炎疫情，我们心理工作者义不容辞，理应团结一心，无私奉献，用我们的专业，在灾难心理援助中做出积极贡献。

苏联元帅朱可夫写过一本回忆录，叫作《回忆与思考》，讲第二次世界大战中他是怎样指挥战役，从最困难的困境走向胜利的。所以我就借用这个书名，将本章标题定为"共情的力量：灾后心理援助的回忆与思考"。

灾后心理援助的两个现场

灾难的心理援助一般有两个现场：

第一现场就是灾情最重的地方，我们可以称之为灾区，在那里，救援者需要进行一线的救助，比如生命的救援、哀伤的辅导、危机心理干预、急性应激障碍的处理。当大量的生命逝去时，逝者的亲属、目击者，以及其他与逝者有密切关系的人都需要哀伤辅导。很多人陷入心理危机，需要得到危机干预和急性应激障碍方面的处理。

比如我的第一现场经历如下。

- 2005 年 6 月，黑龙江沙兰镇发生洪灾，沙兰镇小学正好处于低洼地段，105 个小学生，瞬间失去了生命，遇难者家属痛不欲生。在这次灾难发生后，我国第一次由国家主管部门在救灾的同时组织心理援助，我受命去沙兰镇参与了心理援助。

- 2008 年 "5·12" 汶川地震后，北京心理卫生协会组织了 13 位心理学的教授、专家、博士、研究生以及精神科主任医师，由我带队去地震灾区做灾后心理救援。

- 2013 年 4 月四川雅安地震，我们又加入了北京市政府组织的北京心理专家救援队伍，奔赴灾区。

第二现场的工作则是提供非现场的援助，即保障性的、后援性的心理援助，主要的目的是支持第一现场的可持续性工作。

比如我的第二现场经历如下。

- 危机热线的工作经历：2003 年 SARS 疫情，民众们有着很强烈的心理恐慌，形势严峻。受学校和卫生部门领导的委托以及北京电视台的邀请，我参加了北京电视台的热线直播栏目 "珍爱生命，防治非典"，直接回答公众关于心理焦虑、紧张、恐慌等方面的问题。此外，我还在北京人民广播电台开设了"杨教授心理问诊"的热线直播节目，直接回答听众关于心理恐慌、心理困惑方面的提问。

- 最近五年，我为北京市和华北片区的各城市心理危机干预热线的接线员做案例督导。

- 一般性热线电话工作：我从 1990 年开始参加热线电话工作，那时我还是一位年轻的大学讲师。我当时参加了团中央和北京地方的三条心理咨询热线服务工作，做一个热线接线员，大部分时候值夜班，从学校下了班以后去值班。白天来打热线的人很少，通常半夜和后半夜来电比较多。我积累了一些热线接听的经验。

在这次新冠肺炎疫情中，第一现场和第二现场有一些交叉。在疫情初期，如果我们不在疫情最严重的武汉，比如我们在北京，那么我们是在第二现场吗？实际上我们仍在做着很多第一现场的工作。这次的疫情让我们都感到沉甸甸的，分不清第一现场和第二现场。

灾后心理援助的特点

接下来，我将根据本次新冠肺炎疫情，以及以往我参与灾后心理援助的经验，结合相关理论，归纳一下灾后的心理援助与在心理咨询室里进行的一般日常的临床心理学工作有哪些不同。

我认为灾后心理救援有四个特点：

- **灾后心理援助是目标局限的活动，要做的主要工作应聚焦于处理情绪而不是情结。** 在日常的临床工作中，花时间处理情绪往往并不是工作的重点，因为工作中会有很多系统化的工作过程。我们会更多地聚焦于个体的情结，关注心结在哪里，收集资料，评估、分析、修通，目标比较长远。灾后心理援助的目标则比较具体。

- **灾后心理援助的时间短暂，大多数都是一次性短程心理急救。**
灾后心理援助者能够与每一位求助者工作的时间是很有限的，因为我们面对的人群范围很大。

　　此外，人们接受心理援助的需求是个性化的，而且差异性很大。我当年在灾区的时候，有一些去那里工作但是缺乏经验、实操技术掌握不到位的心理从业者，通常会请受灾群众安置点的负责人把所有群众都集中在一个操场上或场院中，并告诉大家"心理援助人员来帮助大家了，请援助人员上台讲课"。然后援助者就在高处，拿着手提式扩音喇叭给大家讲一通。后来灾区就出现了不太欢迎上课的情况。因为上课内容通常较为抽象、宽泛，不具有针对性，人们独特的心理需求无法得到满足。时间是有限的，能够帮助某个个案或者某一小群人的时间更为有限，并且一次性帮助很多人的方式也行不通，我们做灾后心理救援就只能做一次性短程心理急救。

　　在四川地震灾区和沙兰镇，我基本上没有做任何一场大规模讲座，因为我觉得花一两个小时做一场讲座，不如带几个10人或8人的小团体，或者直接做几个个案。比如说需要帮助的受灾群众有200人，我只做两个个案，如果我们短时间的心理急救，可以帮助他们产生明显的变化、积极的改善，或者稳定下来，那么这两个人就可以成为示范和宣传员，和其他人分享专家是怎么帮助他们的，鼓励其他人也尝试这些方法……这有助于受灾群众的自救互救。

我们需要特别注意：我们对所有的个案能做的都只是一次性的短程心理急救，在有限的时间做有限的工作，做了就保证它有效，成为好的示范，甚至成为现场的"战时宣传员"。

- **灾难心理援助的场所简陋，要因地制宜，不要拘泥于空间条件。**汶川地震后我们去德阳、绵阳、汉旺灾区，每到一个地方，都有人拒绝我们，叫我们别去了，之前已经有好几拨人去过了，一去就要喇叭，要场地，要座椅，要把受灾群众集合起来，然后就要开大会。我说我们不开会，只是来看望一下这里的群众，来看看这里的群众有什么需求，我们是来帮忙的，没有要求。如果受灾群众觉得没需求，我们就再去下一个点，因为别的地方有需求。他们说没有合适的场地，我们说，我们不需要合适的场地，你们在哪里我们就在哪里。后来我们的小团体都是在一些小的帐篷里进行的。我们有七八个人，每个人选一个点，聚焦某一个问题。有同类问题的受灾群众组成一个小团体、小组织。比如：一号帐篷里的人家里有亲人去世，二号帐篷里的人家里亲人生死不明，三号帐篷里是失去了孩子的大人，四号帐篷里是失去了父母的孩子。

  灾后心理援助工作需要有针对性，选择在当地最简陋的场地来做工作，而且咨询设置上也应该灵活。

- **灾后心理援助有专门的技术，不能沿用心理咨询室的常用技术。**各种治疗技术都必须让位于心理急救的技术、稳定化技术。

第一现场的工作经验总结

回想我做第一现场工作的经历，我最大的感受是使用小团体表达性稳定化技术有效果，大型讲座作用不明显。小团体如何构成呢？比如一个受灾群众安置点的负责人告诉我们突出的问题有四个，我们就分别招募四个小组，再派四个特别能干的专家，一人带领一个组。

沙兰镇的告别信：遇难学生的班主任

沙兰镇洪灾之后的救灾活动很多专家参与。我们把专家们分成几个组，分别负责与遇难学生的直系亲属、遇难学生的同学、遇难学生的老师工作，老师又细分为班主任老师、科任老师、团队活动课的老师或体育课的老师。我被分到了遇难学生的班主任组。

我第一次见到这些老师时，他们一个个铁青着脸，面部肌肉处于痉挛状态，他们不回答问题，基本不说话，只对我们说："我们有坚强意志，我们能化悲痛为力量。"

哀伤是需要表达的，但他们说不出来，即使说出来了也都是超理智的话。于是我们想了个办法帮助老师们表达情绪，对他们说："你们今天有什么话想对学生说，就写下来。虽然他们不在了，但他们的形象应该还在你们脑海里。你们之前没时间跟他们说话，现在把你们想说的写下来。"

在第一现场的工作中有一个原则：一定要避免让当事人、目击惨状的人或受难者家属描述那些惨烈的细节场景，因为这会造成二次创伤。应该让他们表达相关的情绪和行动意愿，因为我们要处理的是情绪，而不是这个灾难本身。

我们让每位老师给自己故去的学生写一封告别信，这封信的内容包括：首先，你对这个学生的印象；其次，你对这个学生正面特征的赞许；再次，你想对这个学生表达你从他身上获得了哪些正面的力量；

最后，跟学生道别。

一开始写，班主任们就完全投入了，有的老师写好后拿给我们的稿纸都是湿的。接着，我让老师们在小团体中宣读给学生的道别信，他们情绪隔离的那一部分就被打破了。这时我们再开始处理他们的情绪，缓解他们的紧张，处理他们不能消化的部分。在工作结束时，我们看到这些老师好像经历一次磨难后重生了。

某广播电视局的团体"空椅子"

汶川地震后，我们去四川灾区的某广播电视局时，发现他们的编导人员和主持人的心理压力是相当大的，因为他们中有的是遇难者家属，有的是一线媒体工作者，是替代性创伤的受害者。我们为他们使用了小团体"空椅子"的方法：①进行分组，直接目击惨状的一组，有替代性创伤的一组，有替代性创伤同时又有急性应激障碍的受创人员一组；②采用团体"空椅子"技术来进行操作，让他们写下故去亲人或者目击的受害者的名字，贴在空椅子上，对着空椅子来表达自己的哀思；③"打包"；④用"保险箱技术""频道转换"等稳定化技术。这一方法的效果相当明显。

救援部队战士的 EMDR：吃饭的困境

汶川地震后，从映秀替换下来的战士们没法吃饭，吃不了肉，一听到声响就有惊吓反应。我采访了一些一线战士，他们说他们不能吃米饭，因为看到米饭就会想起肢体被压了一夜的画面。他们也吃不了肉，只要是看到白肉红肉就要吐，只能吃素菜。后来炊事班只能在米饭上放点菜叶，再在一边放一些炸过的肉。他们也没法睡觉，因为闭上眼都是那些灾难性的画面。这就是替代性创伤反应，他们是替代性创伤群体。

在这样的群体面前，讲课是苍白的，我们只能用一些具体的技术。我们借助筷子，用简易的眼动脱敏再处理（EMDR）技术帮助了他们。我们让一位战士看或想象画面，让另一位战士拿筷子在其眼前按"左－右－斜上方""左－右－斜下方"等方式移动。我们做的并不完全是专业的、规范的、标准的 EMDR，只是用我们学到的其中一部分来进行干预。后来当地部队领导反映战士们的情况有很大改善，干预比讲课具有更好的效果。

受灾群众安置点情绪词书写、焚烧、掩埋

对于受灾群众的情绪表达，我们采用了一种仪式化的方法，让他们在纸上写下自己的情绪词。他们会写下一些最真切的感受，甚至一些当地土话，有的人写满了一张纸。之后我们让他们将写上了自己情绪词的纸撕碎，撕碎以后再撕碎。

可能有读者看过我的一期《心理访谈》节目，叫"我不想做暴君"，在那期节目中，我给来访者就做过这样的仪式化宣泄。他的主诉是与某一个人有仇，我给了他一个纸盒子，让他将盒子当成那个仇人撕碎，如此他的情绪得到宣泄，他感觉轻松了很多。我对受灾群众采用的情绪词书写的方法就是受那一期节目的启发。

撕碎还不够，我请安置点的负责人把撕碎的纸片放到脸盆里，在帐篷外找一个空地，让受灾群众围坐一圈观看，将碎纸焚烧，再把灰烬倒到附近的田野里掩埋。这个仪式结束后，受灾群众的表情有了很大的变化。

帐篷小学：小孩子放飞纸飞机，老师统一收集带走

我的研究生也在绵阳的帐篷小学使用了情绪词书写的方法。他们给孩子们一人发一张 A4 纸，让孩子们在纸上写下他们的恐惧、担忧、抑郁、哀伤等情绪，"凡是你不想要的感觉都写在这张纸上面"。因为觉得点火对孩子来说不太妥当，所以他们灵机一动做了创新，让孩子们把这些写有情绪的纸折成纸飞机，然后去操场放飞。在放飞仪式完成后，他们把这些纸飞机收集起来，告诉孩子们飞机会被他们带回北京，说"这样你们的烦恼就被我们带走啦"。

第二现场的工作

热线求助问题分类

热线求助中的问题主要有两类，50% 来电询问个人与家庭方面的问题，50% 询问社会方面的问题。现场求助中两类问题的比例也差不多。

很多人以为心理热线求助问题多是个人的、家庭的问题。实际上，个人与家庭方面的问题只占一半，另外一半反映的是救灾物资的分配、受灾群众安置点的管理这类社会问题。我做热线督导时，很多咨询师反馈来电求助的问题与心理无关，那么对于与心理无关的问题，心理咨询师该如何反馈呢？

举个例子，奥运志愿者的心理支持热线是为了支持和帮助奥运志愿者而设立的，但是很多志愿者打电话诉说领到的衣服尺码不对，而且又不能换。接线员问我，这好像与心理问题没什么关系吧？但我认为这些问题和心理特别有关：衣服尺码不对并不会对做志愿服务造成

很大的客观影响。志愿者之所以打来电话，就是因为心理功能相关的问题。

很多危机热线来电表达的是外部现实问题，但可能会反射出他们内心世界的问题。"外部世界没有别人"，所以当来电者谈外在现实问题时，我们心里要有根弦儿。一个心理健康的人，会不会就这个问题打来电话呢？我们需要通过更多的资料收集、评估，对他做自我觉察的引导，这样才能真正帮助到他。

评估风险：急性应激危机状态严重性

评估风险特别重要。因为在灾难来临的时候，有的人在急性应激状态下，他个人内在世界的问题被诱发或者唤起了，可能进入严重的危机状态。这时我们需要评估这个人自杀、自伤和攻击他人的危险性，特别要防止恶性事件发生。

汶川地震时，有一个人一定要去最重的灾区，因为他的家人都在映秀镇，在最深的山区，所以他一定要冲破封锁过去。这时我们首先表达理解，然后就要使用稳定化技术。但这不仅仅是心理学工作者单打独斗的工作，还得有社工的干预，也就是说还得有人监控。

面对心理危机的应对方式

共情的态度

在心理危机的应对中，共情是万灵良药。我们不管遇上什么样的危机当事人、什么样的困难，一定要注意，我们要感同身受，设身处地地跟对方在一起。

"我正在努力地感受你……""我感到了……""我理解到了……"对于情绪特别偏激、激越的人而言，有人能够跟他分享那种极端的、强烈的情绪是莫大的支持，对缓解他的情绪也很有帮助。

操作的步骤：稳定情绪、改变观念、鼓励行动、提供信息

在处理危机时，有时对方的情绪特别强烈，如果你不稳定他的情绪，其他工作就无从开展，即便开展了，也难以产生效果。

面对有心理危机的个案，我们应该先稳定住他的情绪，然后改变其观念，再鼓励他积极地行动。即使他不能做出积极的、有建设性的行动，也要鼓励他回到危机发生前的状态，这也对他有帮助。此外，我们还要提供对他有帮助的信息。

对话技术

（1）倾诉倾听

我认为，让对方倾诉，我们认真耐心地、理解性地倾听很重要。这里有个很关键的点：很多受到急性创伤的来访者或者他们的家属，特别愿意反复、不厌其烦地去讲对他"最构成伤害的场面和细节"，可能是他的闪回的部分，对此我们要特别注意。

在汶川地震后，就有一些受灾群众特别反感心理辅导，说"你们来一波人我们说一遍，又来一波人我们又说一遍"。在到灾区之前，我们在机场里做了一些培训：我们要做的就是不要让当事人描述场景和细节，而是要让他们描述想法和情绪。比如，对方说："我那天看见房子塌了，我跑出来了，我爱人没出来，我又跑回去，结果我看见他被压在里边，一条腿露在外边……"试想一下，当事人这么讲的时候，

内心一定倍受创伤。他每讲一次，就再度受到一次创伤。当时有媒体居然就把这种东西都写上了，还报道了。

这时我们需要制止当事人："你不要再说这些，我们知道，你说这些会让你很痛苦。你要讲你爱人离世以后你的想法、你的感受，而不是那天、那个时刻你看到了什么。"

汶川地震后，在德阳，有一队心理工作者说"我们没活干，哪个帐篷都拒绝我们。你们总是那么忙，给我们讲讲，怎么你们老有活干？"

我问："你们是怎么做的？"

他说："我们就是跟他们讲'怎么应对困境'啊！"

"人家当然不爱听。讲这些话之前呢？"

"讲之前就是听啊，让他们说地震发生时家里怎么回事，家里人去世的经过……"

"这些用问吗？"

他说："那我们问什么？"

我说："问他的感受，问他的情绪。去处理他的感受和情绪，而不是问他看到了什么。"

在灾难救援里，处理心理危机的时候，处理的重点是当事人的情绪和感受，而不是我们的好奇心，或者当事人愿意讲的特别惨烈的场景。

（2）询问感受

向当事人提问时，我们要询问感受。如果当事人诉说很多细节，我们就要善意地、适时地、温柔地终止，转而询问感受。

（3）非言语鼓励

当事人在表达他的感受或情绪时，我们要做非言语的鼓励，让当事人感受到我们能理解、能感受到、能体会到……

（4）引语造句

所谓引语造句，就是引"来访者的语"，用"来访者使用过的语言"再造一个带有心理帮助意义的句子，回授给他。他会觉得这句话特别熟悉、亲切，阻抗的力量就小了，因为"这就是我说的话啊"。这个方法我用过很多次，效果特别好。

前文提到我在《心理访谈》里帮助的那个人，"我不想做暴君"里的巩先生，他说他与叔叔有仇，小时候他奶奶和他妈妈打架，叔叔向着奶奶，巩先生向着妈妈。"我是我母亲的儿子，他是他母亲的儿子，他向着我奶奶，我向着我妈妈，我们俩就打起来了。"

在我分析、修通的过程中，在他对叔叔的愤怒宣泄之后，我说："你是你母亲的儿子，他是他母亲的儿子，你们各自捍卫自己母亲的利益，谁都没错！"这句话的潜台词就是："你跟你叔叔是一样的人，你孝顺，你叔叔也孝顺，只不过他孝顺的是你奶奶，你孝顺的是你妈妈。你们俩行为、品质、性格是很相近的，你们不应该对立。只不过因为你妈妈和你奶奶对立，所以导致你们俩对立。现在你妈妈和你奶奶都不在了，你们为什么还敌对？"说完这句话以后，巩先生说："哎呀，你这么说了以后，我心里一下子豁亮多了。我这个结打开了。"当时我想："他为什么不阻抗呢？"实际上他没法阻抗，因为这句话就是他说的。我将他的语言重新组装起来造句，他一听，"这就是我说的话，就是我的道理，我应该接受"。

我发现"引语造句"效果特别好，同时这也说明了倾听的重要性。来访者说的话，特别容易让咨询师感到缺乏信息、重复、乏味，但是咨询师一定要抓住来访者讲话的模式、关键的用词，用来访者的语言重新造句，这样做特别有帮助。

另外，咨询师还可以使用具体化技术、一般化技术、尝试性解释。在部分危机情况中，咨询师可以用使稳定化技术。

心理教育

在我们工作的最后部分，应当减少对方过度的反应，给以正常化的回应和必要的建议。例如在这次新冠肺炎疫情中，我们要为群众做相关的心理辅导，要注意看权威的信息，做好防护，坚持正常的生活规律。

一次性咨询的模式

在危机干预中，有大量的人需要帮助，但只有很少的心理工作者，我们和大多数人进行援助工作的机会只有一次。所以，我们要尽量在有限的时间里，给对方最大的收获。基于此，我发展了一种叫"分析体验式"的咨询，是一种比较短程高效的方法。大概分三个阶段：第一阶段，建立关系、收集资料、评估；第二阶段，分析、修通、体验；第三阶段，结束。如果大家有兴致，可以看人民卫生出版社出版的《分析体验式心理咨询技术》。

我们在一次性咨询里的目标不是整体提升一个人的人格水平，产生整体上的、大幅度的改善，而是让这个处于危机状态或者被不良情绪笼罩的求助者先恢复到危机前的状态，帮助求助者将心理的失衡状态先恢复到平衡状态。咨询的目标应该是局限的、聚焦的。

我们要做的是建立关系、收集基本的资料、做出评估，先处理情绪，然后关注焦点问题，进行分析修通，也可以使用一些急救的技术。如果有可能，加上体验性、表达性的工作和心理教育，让求助者发现这次灾难性事件的意义与力量，加以总结，这一次咨询就结束了。

援助人员的自我防护

援助人员要防止**替代性创伤**。救援人员、干预者、帮助者、一线工作人员（医护人员、电视台等媒体工作人员）由于目击惨状和超负荷暴露，可能产生急性心理创伤，其受害程度相当于甚至高于一些直接受灾者。

我们在汶川的时候，这种感觉就特别强。山崩地裂，房倒屋塌，我们的救援部队来得特别快。第一件事就是把受灾群众中的幸存者，从最危险的地方救下来，抓紧转移到安全地带。同时，还有许多战士紧急搜救在各种废墟里可能的幸存者。我们看到，那些持续寻找幸存者的救援人员目击的惨状和经历的超负荷暴露，多于许多当地的受灾群众，替代性创伤反应也很严重。所以援助者的自我照料特别重要。

如何进行自我照料？我根据我的经验总结了四条：

- **照顾好自己的大脑。**认识到自己的局限性，不要高指标、超负荷地工作。

- **团队合作。**一个人去灾区做心理救援必然不可持续。我们曾在灾区看到了不少"灾区流浪者"，本来想做援助工作，结果只身一人到达灾区，生活都很困难，自己反而需要被救援。援助者一定要团队合作，一定要有组织、有计划、有系统地去做灾后援助。同行之间需要交流、互相支持，也需要接受督导。

- **兼顾工作和休息。** 要轮班工作。

- **在灾后心理援助过程里，发现自己生命的力量。** 与危机工作其实是一种契机。奥地利心理学家弗兰克尔说过："真实地面对死亡和极大的痛苦，才能让我们发现自己生命的意义。"

最后我用维克多·弗兰克尔《追寻生命的意义》一书中的话作为结束语，与大家共勉。

生命的意义既不能模仿也不能引进，它只能由每个人在各自不同的存在环境中寻找和发现。人类的目标不是寻求心理或灵魂的安宁，而是在从现实到理想的健康奋斗中体验生命的意义。生命的意义来自个人在与责任相连的自由中运用有意识和无意识的人类精神力量。

Q&A
答读者问

Q：接热线的时候，有的求助者一上来就批评咨询师；还有一位负责社区隔离工作的老师，工作中得不到理解，总是一边工作，一边挨骂，所以感到很生气，晚上睡不着觉，这种情况怎么处理？

A：这两个问题在第一现场和第二现场很常见，我觉得这种情况太真实、太自然、太正常了。我们能做的就是静静地听，而且我们要试着去理解当事人这样的表达。这种表达背后有很强烈的失望、绝望和哀伤没有得到处理，这些情绪转化成愤怒是很正常的。如果他什么都不说，那才是危险的。如果他们批评了我们，能让他们心里的压力减轻一点，抑郁、哀伤减轻一点，那么这也是一个很好的表达出口。倾听和理解这种批评正是我们应该做的。

我们要长远地看，是选择忍受并最终帮助这个人，还是选择因为眼前他说我们不好，我们感到委屈就放弃他？这种选择可能反映了我们个人需要成长的部分。

Q：在危机工作中如何进行积极赋义？

A：我觉得这个问题问得特别好，在帮助别人时，我们既要感同身受，设身处地地理解他的痛苦和难处，同时也肩负着某一种责任，就是我们要把他从心理的泥沼当中带出来，让他看到积极的部分。在疫情最严重的时期，为什么我们心理工作者的精神状态并不那么紧张、焦虑、恐惧、担忧？为什么并不特别消极？因为我们可能还看到了疫情的一个不同方面——因为这次新冠肺炎疫情，我们很多人有了机会认真地与自己的伴侣、儿女、老人进行真诚的、近距离的、长时间的交往。因为疫情以及它带来的恐慌，我们中国心理学界万众一心，显现出空前光明的专业前景。我们每个人在家"禁足"的时候，也获得了一种可能性，认认真真地和自己在一起，自我觉察、自我成长，这些不都是疫情的正面意义吗？发生地震、出现疫情是坏事，是很糟糕的事，但它也有正面的意义，正面赋义就是这个意思。

Q：在进行危机干预的时候，我们如何处理自己的替代性创伤？在助人的过程当中会产生自我衰竭、耗竭，我们应该怎么处理？

A：我认为替代性创伤与我们自己早年生活中的创伤是有联系的，不是纯粹由当前的急性应激事件引起的。当前的事件唤起了我们原来已有的创伤，和当前的事件加在一起，共同造成了替代性创伤。如果我们心理是健康的，我们会使用健康和成熟的防御机制去应对。虽然我们会很痛苦、很悲伤、很抑郁、很焦虑，但最终我们能够让自己不至于完全崩溃。

我认为做一个好的心理咨询师，需要修炼自己的人生境界、哲学境界。我们学了心理学，尤其是临床心理学，想帮助别人，就必须实现：用心理学原理、自己的内心世界和家庭经验，能够"事可对人语，心常如水平"。如果心理学知识在我们自己身上都不能用，那我们还能帮助谁？我们真的需要"不以物喜，不以己悲""贫贱不能移，富贵不能淫，威武不能屈""达则兼济天下，穷则独善其身""技在手，能在身，思在脑，从容过生活"。

我特别喜欢中德班我的带组老师托马斯·普朗克斯的一句话："心理咨询师其实就是在人间从事神的职业。"我希望与读者共勉，要做好做一个"神"的思想准备，来进入心理助人这个行业。如果你只是想出名、得利，那么我觉得这条路你走不太远。

第三部分

器·助人者的自我成长

我们既要去体验通过共情产生的情绪，又要凭

们经常讲的"第三只眼"或"离见能见"。

借理性从情境中抽身，保持一定的距离。这就是我

——张海音

08

离见能见
情感卷入和自我觉察之间的撕扯

张海音

　　我是一个精神科医生，非常认同心理咨询和心理治疗的作用，尽管持我这种观点的人在医疗系统体制内算是少数派、"弱势群体"。这当然是开玩笑。讲到类似创伤危机干预这样沉重的主题，我总会忍不住开玩笑。因为我会感觉非常沉重，伴有生理反应，胸口闷，感觉非常压抑，所以会忍不住时不时情感不协调地开一些玩笑。每个人都会有各自的防御风格，这是每个人各自的特点。

　　上面讲到的是我涉及心理创伤的一点情感卷入和自我觉察。在本章中，我将谈一谈我在参与过的几次心理危机干预中的心得体会，聊一聊我对一线医护人员是否需要心理干预的看法，并回顾我在本次新冠肺炎疫情中的一些自我觉察。作为心理工作者，在助人时我们总是在情感卷入和自我觉察之间游移，要在心理危机干预中有所作为，对两者关系的把握是很大的考验。我们既要去体验通过共情产生的情绪，又要凭借理性从情境中抽身，保持一定的距离。这就是我们经常讲的"第三只眼"或"离见能见"。如果能在共情与界限把握方面接受良好的训练，那么对做心理危机的干预工作是非常有利的。

心理危机干预经历分享

SARS 疫情经历

我第一次正式介入心理危机干预工作应该是在 2003 年 SARS 疫情时。我对 SARS 疫情期间做的工作印象特别深刻，当时上海有八例输入性病例，其中一位老先生急性焦虑惊恐发作，我应市卫健委要求进入隔离病房，成为上海第一个为 SARS 患者会诊的精神科医生。现在我们在传染病公共卫生方面已经很有经验，比如懂得采用防护服等保护性措施，但在 2003 年时，我一接到这个消息就立即去了上海市传染病医院（现上海市公共卫生临床中心），从医院门口到 SARS 病房大楼门口都没有管制，大楼里没有分隔通道，也没有防护服，我穿上两件白大衣，戴上手套、鞋套、口罩就进了病房，感觉浑身发冷、心里发毛，所以进去以后大气都不敢出。那个时候真的没有防范的意识，缺乏相关培训，不过正是因为不懂，后来胆子变大了，就不怕了。会诊时需要近距离向病人询问情况，还要与其他会诊医生交流，写会议记录，不知不觉就在病房里待了一两个小时，也来不及去体验怕的感觉了。

从医院出来那一刻起我就开始纠结，不知道该不该回家，感觉好像自己已经被传染上了病毒，怕连累家里人而不敢回家。那个时候没有临时隔离点，也没有其他可去的地方，于是我在街头徘徊了两三个小时，然后才回家。最苦恼的是第二天上班，我一进单位，大家看我的目光都怪怪的，表面上很客气，说"你是第一个去会诊的医生，很英勇，我们要向你学习"，但是我感觉大家目光里都透露出一股嫌弃："你最好自己识相一点，不要来上班。"那时也有去过疫区要居家观察两周的规定，但我并不是去疫区，是去医院会诊，到底要不要居家观察两周，我自己也很矛盾。如果居家观察，我怕别人说我利用会诊机会不上班、觉悟不高；如果去上班，又怕别人嫌弃。最后我请示领导，才得出了会诊专家不需要居家观察两周的结论。

这件事对我之后的工作很有启发：即使是对我来说光荣的正面事件也可能引起极大的冲突。如果是负面事件，比如被训诫或约谈，就更难消化了。当一个人卷入某种莫名的危险，又没有人能帮你，没有人能理解你，矛盾冲突的反应会非常强烈。在这次经历后，我非常能理解，当人处在莫名危险中或有理说不清时，那些恐惧、委屈和苦恼的积累对人的影响有多大。

黑龙江沙兰镇水灾

我第二次介入心理危机干预应该是 2005 年黑龙江沙兰镇水灾后。沙兰小学的 100 多个孩子一下子没了，这是谁也无法接受的事实。当时网上也会有各种传言，跟这次新冠肺炎疫情中的情况类似，人们往往感到非常愤怒，想要追究责任：到底是谁"害死"了我们的孩子？6 月 10 日发生了水灾，我们一行八个人组成的心理危机干预团队是 9

月 10 日去的。那时整个社会对心理危机干预工作还不太能理解和接受。联合国儿童基金会当时有个援助项目，但规定对于涉及孩子伤亡的重大事件，他们的捐款要保证至少 1/3 用于心理危机干预，言下之意就是如果这 1/3 的资金不用在与孩子相关的心理危机干预上，其他的资金就不能到位。因而为了让救灾项目能够顺利推进，我们被委派去做心理危机干预，我们的援助从某种意义上说是被动卷入的。

让我印象特别深刻的一点，是危机干预确实和心理咨询设置不一样：心理咨询通常被动等人来求助，而心理危机干预要主动冲上去找活干。这是一个任务，是一个组织或机构委托你面向某个群体完成任务，我记得当时是牡丹江市民政局的领导代表他们市政府领导来接待我们，突发事件后工作压力非常大，而且需要心理干预的灾难事件往往关乎政绩。他对我们说："你们这个心理危机干预是什么意思？我们这边党和政府很温暖，民心很稳定，没有什么心理问题。你们如果有物资和资金请留下，人就请回吧。"

做心理危机干预，非常重要的一点是要找到在当地善后处理工作中拥有决策权的人，争取其理解和支持。如果沟通不充分，不去除他们所有的顾虑和担心，心理危机干预工作可能完全无法开展。我们从中午一直到晚上，都在用民政干部听得懂的话，表明我们"只帮忙，不添乱"，危机干预是善后处理工作中的一个重要环节。当他听说我们可以处理很多情绪难点，包括爆发出来的愤怒、指责，也可以促进沟通交流时，他发现心理危机干预确实是非常必要的，这样，我们才有可能去做一些工作。往往我们受到突发事件的冲击，一到现场就想做很多工作，以为别人都会配合我们，但其实在这种情况下人人都很忙，各有各的工作，想让别人停下来配合我们做危机干预很困难，只有帮助他们解决一些他们感到棘手的、可能和心理状态相关的问题，才能够马上赢得他们的信任，这一点非常重要。

2020 年 2 月日本一位传染病专家在"钻石公主"号邮轮上很想多做工作，后来被轰下来了，之后发了一段关于邮轮上新冠肺炎疫情的视频，又不得不撤视频、道歉表态。不管你是怎样的高级专家，受到情绪冲击时也容易走极端，片面地看问题。所以这位传染病专家跑到船上，会有"怎么没有防护措施，你们怎么没有让我去发挥作用"的感受。我能理解他那种很想做事的心情，但如果我们只顾着自己要去做心理危机干预，就很容易否定其他同行做的各种努力。危机中，人们往往会被激发出一种特别的"无所不能"的感受，很容易彼此看不顺眼，总觉得别人是灾难的帮凶，只有自己才能拯救全世界。我们需要意识到，不同专业背景的同行都在做各种努力，所以一定要注重整个大团队的团结。

我们在水灾发生三个月后去到沙兰镇，当地已经造了一座新的小学。物质重建是比较容易的，但是人的心理重建工作可没有那么容易实施。很多小学生上课走神，下课在操场上晃来晃去，说要找他们的同学玩，他们知道要找的同学其实已经淹死了，这种解离[⊖]状态让人非常揪心。水灾已发生三个月了，仍有 10% 的学生出现这种情况。教师群体也受到了很大的冲击，因为 100 多名学生淹死了，来自学生家庭、整个社会的愤怒一定要有个出口，许多情绪便都宣泄或者说发泄在老师身上。我印象特别深的是我带了一个 20 多人的小组，2/3 的小组成员是老师，其他成员是参与救援的民政干部、妇联干部和儿科医生等。当时屋子里凳子围成一圈，但有一半的地方没人坐，老师们都

⊖ 指自我意识和当下是脱离的，像"丢了魂"一样。

挤在另外一半的座位上。仔细一问才知道因为窗外是河，他们不能看见水，就一定要背对窗口坐。我带这个团体感到非常艰难，上下午各一场，每场一个半小时不到，第一天团体几乎是沉默的，气氛非常压抑，没有人发言。到第二天上午，团体有了一些零星的发言，像是总要说点场面话。

直到第二天下午，一位儿科医生的发言打破了沉默，也让我非常感动。他的工作是抢救送到医院的溺水儿童，凡是送到他所在医院的孩子全部被救活了。小组中有一些妇联干部和民政干部原本是对老师有看法的。虽然表面没说，但他们确实受民间传言、社会舆论的影响，认为孩子溺水是老师的错。但这位儿科医生说，"我抢救的每个孩子，被救活后开口说的第一句话都是'多亏老师把我托在上面，我才能够得救'"。这句话说完，老师们都流眼泪了。这种事情自己说了没人相信，但如果有第三方说出来，感觉就不一样了。之后，老师们才开始宣泄、表达，包括一些负面的想法，以及遭受的各种委屈。最后一天下午，这些老师都迟到了，我们问他们为什么迟到，他们说是去河边玩了，三个月以来还从来没有结伴出去好好玩过。这让我们感到欣慰，他们能够开始照顾自己，说明我们的工作对他们有一定帮助。

汶川地震

在汶川地震后的心理危机干预工作中，我最大的感受是，我们的情绪确实不太容易把握，毕竟不存在一个"开关"，在情绪爆发时想关掉就关掉，应对处理情绪过程中的撕扯非常艰难。

双腿截肢女孩

汶川地震后，我去前线比较早，第一个星期在各大医院的骨科病房。骨科病房中多是从废墟中救出来但需要截肢的幸存者，他们不仅有身体问题，还有心理创伤。比如医生和护士说有一个18岁的女孩子特别惨，六七个家人只活了两个，一个是她，一个是她的阿姨。她的两条腿都被压坏了，只能截肢。她刚接受完手术，我就过去看她，可我看着失去双腿的她，一句话都说不出来，感到一阵胸闷。对这样一个18岁的女孩，什么"我和你在一起"这种话根本说不出口。半个小时时间里，我一句话也说不出来。现在有许多人来关爱，但再过一年半载，就没人管她了。18岁她就失去双腿，又没有了父母，以后怎么过？我们经常说共情，那时你都不用做共情，这么一个悲惨故事中的绝望无助感一下子全部袭来，你完全能够体验到她内心的感受，感受到她内心的绝望。

哪怕再无力，也总要说点什么、做点什么。这样想时，我的责任感就回来一些，有了一些现实感。也就是说，我已经从共情的状态当中抽身出来。当有了"我有什么责任，有什么任务，要去做什么"这种觉察时，其实你已经从共情状态中抽身出来，而不是完全被耗竭感所吞噬，这对于工作的继续开展是有帮助的。这个就是我们身不由己地要去做的努力——对情绪有觉察，但不是完全跟着情绪走。

如果你一上来就想"我要怎么劝她，纠正她哪些歪曲的认知"，那你就没法共情，你完全没有办法去体验她的情绪。我们经常讲我们自我的一半要进入来访者内心去体验，还有一半要能够冷静地看到自己正在做什么。这是一个非常高的境界，通常很难做到。有人可能半个小时以后仍无法从来访者的内心体验中抽身，这也很正常，有人可能一下子进不去，这也难免。每个人可以根据自己的风格，选择适合自己的方式。

右膝以下截肢男孩

我对另一个故事的印象也很深刻。骨科医务人员说还有一个十一二岁的小男孩心理问题很严重。他右膝以下截肢了，妈妈陪着他。他不跟人说话，头朝着墙，也没睡着。医护人员不在时，他会叫他妈妈帮着揉他的右脚趾，说又痒又难受。这是典型的幻肢痛，即否认防御机制。但腿没了没法揉，妈妈也很难过，他向妈妈发脾气，妈妈很绝望。这是非常正常的防御，短期内任何防御，即使是原始的否认防御也能支撑我们的自尊，让我们不至于更加崩溃。

我们在这个阶段能做的，是每天让同学、老师去看他，只是不要看很长时间，也不能一再谈论创伤性的话题。我们让看他的人轮流隔上半小时、一小时来看一看，说一些基本的关心、安慰的话，有一种节奏，让他始终感到外界与他是有联系的，帮助他回到现实，增加现实感。我们让护士每隔半小时或一小时给他用冷水、热水擦身，让他的身体恢复基本的冷热知觉。现在许多正念练习，也非常强调我们要恢复对自己身体的基本感知。因为他受到过极大的创伤，生理上基本麻木了，所以先让他的身体恢复与环境的基本接触，做一两天这样的铺垫。之后，我们与他的老师、妈妈、同学商量，一起决定要尝试告诉他坏消息，要他去面对脚被截肢的残酷事实。

我告诉了他这个坏消息：为了帮他保住生命，医生截掉了他腿的一部分。那男孩慢慢转过头看向自己的右腿，当看到自己被截肢的部位时，他愣了一下，然后就失声号啕痛哭。整个病房都是他撕心裂肺的哭声，他哭了快一个小时。但在那次失声痛哭后，接下来几天里，他再也没有跟妈妈发脾气，没有说脚又痛又痒。这个危机暂时过去了，当然他的人生还有很多艰难的部分，但最艰难的情景暂时过去了。

上海"11·15"特大火灾

心理咨询强调情绪的宣泄。一个人有创伤、痛苦，要充分表达出来。理论上这没错，不过在实际工作中，咨询师还应意识到每个人应激、处理情绪的方式是不一样的。

2010年上海"11·15"火灾发生后，我参与了较多危机干预工作。当天下午火灾发生，在电视新闻直播下好几十人被烧死。晚上市领导提到，应对这样的灾难不能只派烧伤科医生，心理医生也要一起去。

我们遇到一个火灾中失去妻子的男人，他表现得很坚强，没有任何情绪。他还很负责地照顾着一家老小，接待亲戚，表现得非常冷静。这让我们感觉他绷得太紧了。我们对他说我们是来做心理援助的，如果他有什么心理、情绪上的困难，我们可以提供帮助。他很客气，也很冷静地婉拒了。这时我们要尊重当事人的防御机制，因为有些人很不习惯在公众面前痛哭流涕，非常强调掌控感。他可能回到家里一个人偷偷地哭，但他不会在人们面前哭。千万不要对他说"你要哭啊，不然你会得创伤后应激障碍"。这并不是说他拒绝你就什么都不能做。你可以问他有什么实际问题需要帮助。根据我的经验，一个社会功能比较好的人往往会先照顾别人的需求。很可能他会对我们说，他最担心的是怎么告诉孩子坏消息。即使他没说孩子的问题，我们也要去回应他，关注他所关注的问题。

我们的干预团队中做儿童心理干预的同事为他的女儿做了干预，试图通过游戏、隐喻故事来一点点告诉孩子这个坏消息，孩子虽然不知道具体发生了什么，但还是有直觉的。孩子做的游戏，常常跟消防员救火的动作有关，她在重现这个过程。我们观察到她做游戏时的表情严肃，动作僵硬，睡眠不好，表明她已经在潜意识层面感知到这个坏消息了。

在儿童治疗师与他女儿建立关系两三天后，他女儿的情绪逐渐平稳，也愿意配合大人维持日常的生活节奏。女儿情况稳定下来，他也就放松下来。这时我们再走近他，谈他遇到的情绪困难，他对我们就比较信任了。

做危机干预不要一上来就期待对方打开心扉，告诉你他的创伤和情绪。他也在观察、评估："如果打开了我的伤口，你能不能接得住，如果不能，我不会轻易打开，我会另找时间。"当然这是发生在潜意识中的，不是他故意的，这是一个人自发的自我保护。

一线医护人员到底需要心理干预吗

既需要又拒绝

我们一直在思考，新冠肺炎疫情的一线医护人员究竟需不需要帮助。我们有接热线的同行，通过热线真的去问武汉病房里的医护人员是否需要心理帮助，很多人都说不需要。还有的医护人员会说他们很忙，很辛苦，问我们能不能给些相关材料让他们有空时自己看。我的理解是，我们做危机干预，千万不能由于问一个人是否需要心理帮助时他说不需要，我们就以为他真的不需要。有些人不公开承认需要心理帮助，有很多原因：担心会被误解，特别是医护人员这个群体，需要感受到自己非常有力量，担心自己的软弱会暴露出来，影响形象和自己的力量感。他们常常不能用语言直接承认，但实际上他们肯定需要帮助，只是承受的压力确实很大，让他们在当时无暇顾及怎么处理自己的情绪与感受。

情绪不完全打开是为了能继续工作

想象一下，在我们给一线医护人员提供心理援助时，他们情绪完全打开会怎么样。一个人的情绪如果完全打开，不是想收就收得起来的，更何况医护人员还有很多任务要做。就好比在心理咨询中，还没建立关系，你就让来访者深层的创伤完全呈现出来，时间到了，他就不得不带着伤回去上班。其实来访者的情绪也不是能够轻易打开的，即使后来咨访关系不错，他主观意识上想去打开，也不容易真正走进情绪。对于一线的医护人员，需要的是非常简短、基本的理解和支持，表达欣赏、仰慕、敬佩等，让他们知道有人非常关注他们。要等他们从前线撤回来，有时间去进行梳理的时候，才有可能更深入地处理一些创伤的情绪。

过度牺牲是获得关系、认可的方式

危机当中很容易触发的一种反应：不顾个人安危地想去做一些工作。这里面是否有一些过度牺牲的意味？这个度把握起来非常困难。有时候自我牺牲是我们整个社会文化所鼓励的，是一种美德。有时候，在一种环境情绪的促动下，牺牲是会过度的。我们要对此有所意识和防护。对于一些在早年成长经历中有过度牺牲模式的人来说，这种过度牺牲（甚至说得难听一点——受虐），是获得关系、获得认可的一种重要方式。医护人员遇到的一些问题，包括职业耗竭，或卷入太深无法自拔，可能都与过度牺牲有关系。这样的人在创伤当中，特别容易被触动。

新冠肺炎疫情中的自我觉察和情绪回顾

在危机干预的背景下，每个专业人员也有自己的情绪。我一直在观察自己，理解了自己的状态，就也能理解别人。我们虽然不在武汉，但情绪反应也很强烈。很多人都被闷在家里，只能折腾自己，消耗精力，这是一种消化压力的方式，至少不要去折腾别人。我平时大概三五天才发一条朋友圈状态，这次疫情暴发以后，我每天发三五条。

每个人的情绪被触发的点不一样，有的人可能被早期阶段武汉的医护人员缺少防护所触动，情绪反应非常强烈；有的人可能被李文亮的事迹触动；有的人可能被韩红的捐助触动。每个人的触发点不同，其背后是每个人独特的风格。有的人可能对公平敏感，有的人对受委屈敏感，有的人对权威的压制敏感，当我们接触各种各样的情绪时，要了解到每个人的风格是不一样的。我们看一个人的情绪被什么激活，这些激发事件之间一定有一些共性。

在危机中，我们特别容易进入所谓的"偏执分裂位"——要么理想化，认为自己无所不能；要么走另一个极端，认为自己做什么都不行。回顾一下我们心理专业圈内，面对危机事件也有两个极端——一批人说我们一定要去前线做点什么，另一批人说别去了，去了反而会闯祸。相互贬低和攻击在危机干预的现场也特别容易发生，常常还没开始工作，攻击就已经开始了。

在汶川地震后，也出现了专业人员互相看不起的情况。例如，有不少"那个人就只是拿着红旗拍照片，在现场什么都没干"之类的言论。我们每个人都有弱点，我们往往在别人身上看到自己不能接受的部分，其实自己也有这一部分。我们越是不能接受自己有这一部分的事实，越是容易在别人身上看到这一部分，尤为刺眼。在亲子关系中，父母盯着、批评孩子的"缺点"其实都是父母不能接受自己也有的缺点，父母通过管孩子，好像自己也克服了缺点。这是我们在危机干预

情感卷入和自我觉察之间的撕扯

中特别容易撕裂的部分，会影响我们维持基本的自我功能。

面对危机，我们有很多自己局限的部分。我的体会是，在现场做心理危机干预，比如到疫区、灾区，直接面对受灾群体，我们所做60%以上都不是所谓的专业技术的实施和专业工作，而是组织协调工作。你一定要忍住，不要急着去实施什么干预技术，一定是要有所节制。

- 60%以上的工作合作进行：与团队中其他专业背景的人互相协调，回应他们的需求，然后做一些力所能及的、对身边的人有帮助的事，慢慢深入工作。

- 特殊复杂个案：一些易感群体可能在受灾以前就有心理问题，可能曾经有抑郁、Ⅱ型创伤、人格问题等，那么在危机干预当中，就不单纯进行危机干预。可能需要发挥我们的心理咨询和治疗专业技能，做进一步的评估，提供针对性的专业帮助。

- 允许暂时搁置：有许多事情我们一下子改变不了，可能需要暂时搁置一边。千万不要试图立刻纠正别人一些歪曲的认知。各种歪曲的认知，甚至一些极端的情绪，对一个人暂时的平衡都有一定的保护作用。即使我们不纠正这些认知，绝大多数人之后也能够自我纠正、恢复。

在危机的独特环境中，我们既要去共情、感同身受、情绪卷入，又要能够有效运作、自我觉察。在两者当中，寻找自己的平衡点，如果在这个过程中能够承受下来，我们每个人就都会有所成长。

我经常说：心理工作者怎么能有更好的专业发展？每次这样的危机干预工作你都去参与，去做一些你力所能及的工作，最后你的自我没有完全被破坏，那么几年过去，你一定会变得很厉害。没有被打倒说明你能够承受，也就是在撕扯中也找到了适合的位置。

Q：替代性创伤和发展性创伤、选择性创伤有什么不同？

A："替代性创伤"我们说得比较多。我们比较少说"发展性创伤""选择性创伤"，通常会说单一的创伤和复杂性的创伤。发展性的创伤，以我的理解，是广义的、从小到大的成长经历中遗留下来的、没有处理好的创伤。替代性创伤往往是单一的、当下的、非常大的创伤事件传染给未直接经历创伤的人。就像那个双腿都截肢的女孩，她内心的绝望完全传递给了我，我也感受到了绝望，这就是一种替代性创伤。

替代性创伤的说法很笼统，对于持续多长时间才算具有病理性没有明确界定。换句话说，没有替代性创伤，大概就没有共情；但是如果你陷入替代性创伤出不来，那么你的社会功能可能会受到影响，这时替代性创伤就会成为一个问题。如果在自身成长经历中没有太多广义的、未处理的创伤，那么面对某个单一的打击、创伤，我们从专业角度通常比较容易应对替代性创伤。

Q：方舱医院的线上心理志愿者结束工作集体撤出时对舱友会造成怎样的影响？该如何做？辅导的个案是否应该继续跟进？

A：这是一个很好的问题，非常现实。

汶川地震后我们做心理危机干预，每天都是一个团队去工作，有当地的专业人员在团队中。这次新冠肺炎疫情危机干预组织得非常好，结合了汶川地震的危机干预经验。我们专业人员去灾区一定要依托当地的专业机构，有统一的组织协调，否则比较容易乱。汶川地震后我在成都第四人民医院，当时专业人员都有序地到那里去报到，然后分组，再分派到各个点去开展工作。这次新冠肺炎疫情中的危机干预组织也是非常有章法的。

心理工作者要撤的时候，一定要有当地的专业人员在场，他们还可以继续关注一些重点人群。

对以往有心理问题、人格方面有过创伤的人，或者当下受到的创伤特别严重的人（比如家里多人患病、有家人死亡，或者亲人因为没有床位，在他面前去世），相关人员需要进一步跟进。

其他的大部分人在接受了我们的心理健康促进后，分离没有太大的问题，我想不用太过担心。对于现在社会资源充足，大部分群体，比如方舱的病友，我们可以为他们提供进一步得到帮助的资讯。他们出院以后，当所有的方舱心理援助结束以后，如果有比较严重的心理问题，可以通过热线电话、专业机构的渠道获得进一步帮助。

当然还有少数接受心理援助的人，可能对某个专业人员有比较强烈的依恋。他们在告别的时候反应强烈，又是高危群体，这时要做分离焦虑的处理工作，提供给他更多的、非常具体的资讯。

Q：这次疫情发生以后，有些人表现出一种反常：平时不声不响，不常在公众场合露面，别人都觉得他内向、低调、文静，但这次疫情以后，他特别积极主动地投入，参与救援，做很多工作。这是一种怎样的机制？

A：我认为没有一个统一的答案。有几点是比较明显的，比如正如曾奇峰老师所说，我们在灾难之际无形中会有些内疚，总感到应该做点什么，帮助别人做点什么。一个大型危机灾难事件会促使所有人（不仅仅是我们专业人士，也包括普通人）受到冲击后，总想朝着一个方向去做点什么。

我们都知道，每个人都有被压抑进潜意识的、非理性的内疚。比如我们很小的时候，还没有充分发展出超我，那时希望最好竞争同伴消失，自己独占父母的爱。这种念头会带来内疚，并受到压抑。危机发生时，内疚就会被激活，激活以后的防御方式之一就是做一些利他的事情。利他是最后的结果，而中间的环节是反向形成，内疚感促使我们做一些有意义的事。通过反向形成，如果得到周围的肯定，我们会进一步走向升华，这是我们应对极端事件的一种方式。

疫情当中，确实有很多人挺身而出，如果一定要探究其机制，大概与上述这些都有关系。做事可以克服无力感，可以对抗恐惧。当这样的应对方式符合社会的要求，就成为一种成熟的防御。

Q：怎么理解疑病病人的死亡恐惧？

A：在新冠肺炎疫情暴发期间，我们会强调死亡恐惧有利的一面。让一个人面对现实的危险，提高警惕，过度消耗，比没有防范好。每个人把握的度不一样。我们可以看到中国人特别重视防护，欧洲人则不戴口罩，敏感程度确实存在差异。

有的人从来不怕危险，一旦真的感知到危险就已处于极其危险的境地；有的人很怕危险，天天去医院看病。经常有躯体化症状的人，常常寿命较长。他的预警机制启动得早，遇到危险的概率更小，不过心理上消耗得更多一些，苦恼就会多一些。先不要给他贴标签，例如"你有疑病症状，你怕过头了"，而要先肯定他积极的一面。任何事情都可以正向赋义，如果我们看到他积极的一面，充分鼓励他的认知中合理的部分，那么他可能更容易从过度紧张的状态回到正常的心境。

Q：如果热线来电者是高自杀风险者，只想在自杀前打个热线说一声，之后便跳楼怎么办？

A：我想谈一谈如果有人说打完电话就自杀，我们可以怎么应对。我们不得不面对，这种情况真的有可能发生。即使你很有经验，做了很多努力，做了很多专业的干预，来电者也有可能会跳楼死亡。有这样的经历，你可能会职业耗竭、自我怀疑。1990年时我们开通上海第一条心理危机干预热线，我很投入。如果在接线的五个小时中听到比较多的负面内容，我回家后就饭都不想吃，觉也不想睡，甚至感到生活没意思。接连碰到失败的个案，你就会感到"心理咨询有什么用"，职业认同会受到影响。你可以通过督导、自我体验来处理。专业人员还需要有一些专业的设置，处理一些绝望和无助。

有可能干预对象打个电话告诉你一声，就跳楼自杀了，甚至有可能会说是由于被你干预了才自杀。如果有同道提出"你如果不这样干预，他还不会死"，你有理也说不清。这些都是需要面对的职业风险。我们经常讲"同道之间的互相支持"，由专业设置帮助我们处理这些风险，是非常重要的。

Q：我旅居国外，疫情中，华人非常恐慌，抱怨当地政府反应迟缓，感到不知所措，担心孩子、家人，失眠、心烦、沮丧，怀疑自己被感染又不敢去医院。请问老师应该如何为海外华人做有效的情绪疏导？在疫情发展的不同阶段，还可能会出现哪些问题？

A：对于海外华人的干预，本质和国内的干预是一样的。主要涉及处理过度的情绪反应、认知上的偏差，改变应对行为，处理躯体表现、人际关系的表现等。

干预的方式以倾听为主。千万不要说海外华人的反应跟国内的人们不一样，我们要把对于疫情的反应正常化，这些反应都是可以理解的。心理干预中，要让对方感觉到"任何会引起别人误解的事情，都是可以对你表达、被你理解的"，如果你能够做到这一点，你就是最好的倾听者。

有时可以提供一些积极的、干预性的建议，但放在最后。比如针对有失眠、躯体反应的被干预者，可以建议他们做一些简便易行的放松、催眠、正念等来进行自我心理保健，让他们感觉到可以做点什么来让自己好过一点。我们不能指望他们接受一次干预就解决所有问题，立足于基本的、以倾听为主的支持就可以了。

压力、应激、创伤是把"双刃剑"，如果我们应

坚强，会形成更好的应对风格以解决问题。我们会

养、补偿和代偿。这些就是成长。

对得好，会促进神经生物学改变，大脑会变得更加

用很多成熟的防御机制来处理自己的问题并得到滋

——赵旭东

09

创伤后成长
应对应激和压力的"双刃剑"
赵旭东

助人者们，用爱心把论文写在祖国大地上

心理治疗圈子里的人很少发表所谓的"高水平论文"，但我们都是实实在在为人服务的。我们的"论文"写在祖国大地上，写在人们的心中。新冠肺炎疫情暴发以来，我们的同行伙伴跟全国人民一道，投入了艰苦卓绝的抗疫斗争。在应急响应阶段，心理学工作者、社会工作者、精神科医生是助攻手，在这一阶段我们争取在外围送出"神助攻"，不要当"猪队友"，拖别人后腿。应急响应最艰苦的阶段过后，我们要进入台前角色。急性期之后，往往会有大量心理问题凸显出来，

心理疏导、心理重建任重道远。

　　疫情中，我所在的单位同济大学医学院有 159 名医生、护士、心理治疗师跟随多支医疗队去了武汉，我的几位弟子也去了武汉前线。他们在工作照中都成了"蒙面大侠"，我为他们自豪！我自己从大年初一起，与心理治疗界特别是中国心理学会注册系统的专家们组成团队，发起行动。除了承担单位的工作，还参加了中国心理卫生协会、中央部委和上海的好几个专家委员会，尤其是参与了联防联控机制、国家卫健委从国家到地方的很多规范性文件的起草、修改任务。在这些我参加的工作中，一项我比较得意，也对心理治疗师比较有帮助的工作是编写《抗疫·安心：大疫心理自助救援全民读本》一书。这本书的电子版于 2020 年 2 月 6 日上线，可以免费阅览。这本书也将以德文和英文出版。

爱的方舟

　　2020 年 2 月 9 日，我在童俊教授安排的平台上做了题为"人性化管理，让方舱医院成为爱的方舟"的演讲。演讲前我做了大量准备，特别投入、充满激情，讲到了"方舟""方舱"这些典故，也讲了中华民族是"不躲、不逃"的民族。我们的文化基因里有坚韧不拔、锲而不舍、适应自然的英雄主义传统和乐观积极的浪漫主义情怀，更有团结协作的集体主义精神。后来，方舱医院的实践确实成为一个扭转武汉疫情的重要因素。心理工作者向国家卫健委、联防联控机制提出的建议得到采纳，加上后来医生、护士、心理治疗师以及外围心理咨询师的大力帮助，促使方舱医院成功地完成了它的使命，这是大家一起参与的一桩壮举。

明知道心理技术杀不了病毒

我们知道，心理技术并不能直接杀死新冠病毒，但是我们偏要投身抗疫，做心理干预，就像以前曾经投入过的 2003 年抗击 SARS、2008 年汶川大地震灾后危机干预。所有人遇到灾难时，都需要沟通、疏泄、安抚，渴望被倾听、被关怀，急切地想要抱团取暖，这些是灾难之时对心理援助的"刚需"，需要有人做。我们国家学术组织的心理专家，急人民之所急，配合政府的行动，响应党中央的号召，提出心理援助建议，协助制订很多管理文件和技术方案。对于这次新冠肺炎疫情的心理工作，党中央和各级政府都非常重视，让我们有了用武之地，提供心理救援与疏导的人性化服务。

来自治愈患者的反馈，是最大的奖赏

我们常说助人者不求回报，但是其实我们很在意，我们很乐于在新媒体和传统媒体中看到助人工作得到的回报。我很意外地在一篇短时间内阅读量就达到 10 万以上的文章里，看到作者赞扬我们心理助人者的工作。我们编写的《抗疫·安心：大疫心理自助救援全民读本》有 5 万册在出版之后第 4 天就寄到了武汉，一部分在方舱医院发放。这位作者读了这本书，深感对自己有所帮助，对这本书高度赞扬。另外，在一个中央电视台的节目中，记者采访一位武汉的出院病人，病人讲到医生、护士给他提供了心理帮助，特别提到一位广西的护士做了很好的心理护理。这个节目非常感人。

救别人的人，内心要强大

心理急救是人道、有爱心和同情心的工作，旨在满足人们情感上的需要，也常常要去满足一些实际需求，提供人们需要的关注、关怀，培养人们的康复能力，强化人们对自身应对能力的信念。创伤后表现好的人，常常是乐观、积极、自信、满怀希望的人。

在心理援助中要救别人，自己就得非常强大。要有真本事，内心要稳定、坚强。在助人过程中，要给人疗愈的力量，这种力量来自两个方面：一是助人者的人格，我们自己的个性、精神风貌；二是助人的技巧、技术，促成求助者的身心及环境中的有利条件，从而达到特定的效果。

助人过程对于助人者意味着什么？在其他章节中，各位专家都讲到了心理援助对于受助者和对社会的意义，在本章中，我将重点关注我们心理工作者如何在进行心理援助的过程中，不让自己耗竭、燃尽、烧光，而是越来越强大。

百炼成钢，成为心理健康的助人者

爱的能力

在精神医学领域的一本很权威的工具书——由哈罗德·卡普兰（Harold Kaplan）和本杰明·萨多克（Benjamin Sadock）主编的《精神病学综合教材》（*Comprehensive Textbook of Psychiatry*）中，有一个章节的作者叫乔治·维兰特（George Vaillant），前几年我曾跟他跨洋做过一次节目。他曾经主持一项非常了不起的研究项目，即迄今已经总共历时 80 年哈佛大学成人发展研究，他主持了这一项目 20 多年。关于评估心理健康的标准，有很多种模型、理论和评价指标。维兰特最欣赏的有精神卫生的正常模式、积极心理学模式和成熟模式。这三种模式首先强调的都是爱，要有能力去爱、去工作、去玩耍娱乐（见图3）。对于爱的能力的重要性，学界是有共识的。要成为心理健康的助人者，首先要具备爱的能力。

A. Above Normal 高于正常、平常。客观上值得拥有。弗洛伊德：心理
　　健康就是工作和爱的能力。
B. Positive Psychology 积极心理学。具有多种人类的优点、强项。
C. Maturity 成熟。完成健康的成人发展任务。
D. Resilience 复原力、顺应性。成功适应环境压力，坚韧、维持稳态。
E. Emotional Intelligence 高情商。明智，成功维持客体关系。
F. Subjective Well-Being (SWB) 主观幸福感。常常主观体验到幸福、
　　满足、被需要。
G. Positive or "Spiritual" Emotions 灵性情感。具有基于边缘系统遗
　　传本能，但是在新大脑皮质层面习得的，更高级的亲社会情绪：共
　　情（同理心）、慈悲、爱心、亲情、信仰神圣感……

图3　乔治·维兰特提出的有实证依据的心理健康模型

决定当医生，就是选择与危机终身相伴，不停受伤

决定当医生实际上是选择了一条非常危险的路，一条走在刀尖上、悬崖边的路，一辈子都要与危机相伴，不停受到创伤。助人的工作（心理治疗师、咨询师、医师）需要每天处理个人和家庭的危机，这是我们的日常工作。此外，当公共危机（就像这次疫情）发生时，我们就要挺身而出。

外科系统的医生天天在刀光血影中穿行，内科系统的医生也是每天与疾病斗智斗勇。经历过这次新冠肺炎疫情后，大家知道传染科、呼吸科、ICU、麻醉科医生的工作都是非常危险的……

我在德国读书时听到过一个德语押韵笑话，当年我去武汉拜见裘法祖老先生，他也提到这个笑话。这个笑话翻译成中文就是：外科医

生什么都不懂，什么都做；内科医生什么都懂，什么都不做；精神科医生什么都不懂，什么都不做；病理科医生什么都懂，什么都做，但是太晚了。

当然这是个笑话。精神科医生要懂什么、做什么？其实，远古时候"精神科医生"就是帮人逢凶化吉、消灾弭祸的。古时候没有自然科学，没有现代的人文社科，就是"跳大神"。在现代，精神科医生不再使用巫术，而是在现代人文社科和自然科学的支撑下助人。除了帮助别人，我们自己也应该生活得好一点。什么样算生活得好，就是我们一辈子要处理的问题。

协和医科大学出版社的前社长袁钟教授在参加2019年世界华人医师年会时说："医生经常要面对痛苦、悲伤、鲜血、恶病质、死亡。常人无法做到，医生要有超常的品质——肃然而渗透慈悲，刚毅而浸润仁爱，抑制而涌动怜悯，自信而又谦逊，温柔而有原则，善良而有锋芒。"

应对应激与压力

助人职业有这么多危险，那么我们如何从长期应激与压力的"双刃剑"下生还，并生活得好一点？图4是一张德国专家森夫（Senf）教授展示给我们的图，图中黄色部分的压力、应激、创伤是把"双刃剑"，它的左边是如果我们应对得好，会促进神经生物学改变，大脑会变得更加坚强，会形成更好的应对风格（coping style）以解决问题。用精神动力学理论来讲，我们会用很多成熟的（副作用小、收益大的）防御机制来处理自己的问题并得到滋养、补偿和代偿。这些就是成长。"双刃剑"的右边则是如果应对得不好，医生和心理咨询师、治疗师也会出现问题，比如与创伤相关的应激障碍等很多精神障碍。

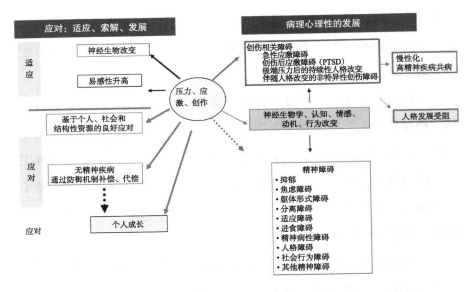

图 4 压力、应激、创伤"双刃剑"

职业倦怠、耗竭状态的发展过程

我们在疫情中都很担心：医务人员和英雄们会不会产生职业耗竭感？会不会垮掉？大家都很心疼他们。我也曾担心自己会垮掉。长期做服务行业、应急相关行业的人，身心健康会受损。这个过程像时钟一样嘀嗒嘀嗒地走，如果应对得不好，助人者自己会受到伤害。

我们可以把职业倦怠、耗竭状态的发展过程分为 12 个阶段，类比时钟上的 12 个小时。

- 1 点钟：我还可以。
- 2 点钟：更加投入。
- 3 点钟：忽略自己的需要。甚至废寝忘食，家里出了什么事我都能放下。

- 4点钟：压抑内心冲突。心里有冲突和压力，我都可以无所谓地压抑下去。

- 5点钟：对价值改释、合理化。遇到麻烦，我就找一些理由来合理化，说服自己不在乎。

- 6点钟：越来越否认出现的问题。问题积累得越来越多，但我仍然否认，不处理。

- 7点钟：退缩、放弃。产生明显的副作用，有很多事都不想做了。

- 8点钟：可见的行为改变。

- 9点钟：对自己个性失去感觉。越来越无法感觉到自己的需要，对自己的人格和价值观都麻木不仁。

- 10点钟：内心空虚。

- 11点钟：抑郁。

- 12点钟：完全耗竭。

这一过程在环境不好、压力持续存在，并且没有人帮助、自己也不寻求帮助的情况下容易出现。我们最好努力让自己的职业倦怠与耗竭状态不要超过六点钟：当你已经不想干、不敢干的时候，可能就需要求助了。我们需要常常自省，因为行为上的表现我们能看见，但心理上的疲劳不容易觉察。我在疫情中似乎常常处在4～6点位置：睡眠特别多，体力要恢复，所以好多事情我都推掉不做。时常问问自己到几点钟了，助人者不能让自己因助人而打不起精神、不能自拔。

创伤后成长

经历创伤后成长，就像历经风雨，接受锤炼，再见彩虹。创伤后成长的内涵体现在四个方面：

应对应激和压力的"双刃剑"

- 所经历的创伤事件具有一定震撼性。

- 在与创伤事件进行抗争后，体验到积极的心理变化。不只有痛苦、悲哀、抱怨、自怜，而是去挖掘积极的意义。

- 在经历创伤后，至少在某些领域的功能超越与创伤抗争前的水平，所谓"吃一堑，长一智"。

- 成长常常与痛苦共存，有时候成长时的痛苦还会持续刺激我们。

经历创伤的人们，表现出与成长相关的积极体验，主要体现在三大方面：

- **自我认知方面的变化。**比如，之前总觉得自己是受害者，而现在觉得是幸存者，并且活得不错。觉察到自己的力量和资源，有自我依靠感和效能感。对人类的脆弱性有了更深刻的认识，以前可能太轻狂，现在知道生命其实很脆弱。

- **与他人关系的变化。**比如，幸存者有更强的自我表露和情绪表达的意愿，想对人诉说。体验到人际的守望相助，家庭凝聚力增强，亲情更加牢固。对其他不幸的人会有同情、共情，会有利他的冲动。

- **在一个更高的层面，会影响一个人的生命哲学。**其实无论文化水平高低，每个人的生命哲学都可以体现在对"生命中什么重要"的排序。经历创伤后，这种排序会发生改变，幸存者会更加珍惜生命，更加珍惜时间，开始反思，对自己、对人生、对人性的认识会更加深刻。

应激后成长

图 5 是我看到过的一张关于应激后成长的图，总结得非常好。应

激反应当中，先是惊慌，然后学习、成长。最外缘的部分是成长：顾念别人、帮助别人，献出才能，任人差遣，活在当下，聚焦未来，加强同理心，感谢和感激他人，活得喜乐，传扬希望，心意更新而变化，操练安心、忍耐，建立关系，培养创造力。

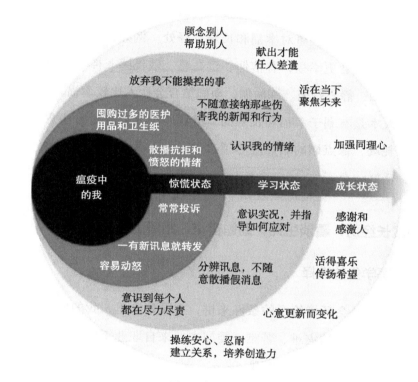

图 5　应激后成长

幸福游戏

我在 2013 年做过一场有关"什么是幸福"的报告，报告中用了一张引自 2013 年 7 月的一期《时代》周刊的图片。这张图片我是在一次候机时发现，那一期杂志的封面文字很吸引我："什么是幸福，什么是快乐?"（What is happiness?）。正文里画了一幅类似迷宫的"幸福游戏"图：人从出生到老去，一生中要经历很多事情，迷宫中的每一格写有一些事，其中一些会让人喜乐健康，一些会让人觉得不幸福，都用颜色标示出来。蓝色是对幸福不利的事，颜色越深越不好；红色则是对幸福有好处的事，颜色越深越好。我们通常习惯讲生活方式，这幅图中则列举了哪些事对幸福和长寿有好处。例如行善、捐赠、义务劳动，助人者会更幸福；有信仰、崇高感、敬畏感、神圣感的人幸福感强；运动、静心打坐、练瑜伽，动静结合会让人比较幸福。

助人本是有利于幸福和长寿的，但我们助人者要时时注意，避免崩溃、耗竭，像点燃的蜡烛烧尽了自己。助人者要好好地活着，活长一点，活好一点。

我的成长经历：看淡生死，勤勉奋进，踏浪前行

非典型医学生的选择

如果从社会环境给予的条件来讲，在同辈人里，我的成长其实是相当顺利的。我的灾难、苦难、委屈主要来自职业工作，所以我没有什么抱怨，总体上很积极乐观。

我原本没想过要当医生，从医有点偶然。不过回想起来，这种偶然里有一些必然，特别是选择当精神科医生，与我儿童时期的经历有关系。我关于惊恐最早的记忆是 20 世纪 60 年代的一次日食（应该是 1965 年 11 月 23 日发生的日环食），当时我在外面玩耍，一下子天黑了，我拼命地跑回去躲在大人的怀里。这虽然不算灾难，但对一个小孩来说够吓人的。后来成长的过程中经历了一些惨烈的事，但因为少

不更事，我也不知道那些事情的痛苦。

我 16 岁到昆明医学院（现昆明医科大学）上了大学。18 岁时听了一门讲自然辩证法的课，突然想当医学心理学家。授课的黄汝劲老师毕业于北大哲学系，他说北大的哲学楼是和心理系共用的。但是，他告诉我中国那时候没有心理学了。又过了一年多，我听了恩师万文鹏先生上的精神病学课。我对万先生说我喜欢做点让人高兴的工作，想当精神科医生。他当时告诉我："你要把英语学好，因为中国现在没有真正的精神科。"那时我很着迷，一心想学习精神科心理学。大学时我给广播站投稿，题目是"医生也是灵魂的工程师"，我当时不喜欢听"医生是肉体的工程师"，相信医生也是灵魂工作者。

炼狱：与死神搏斗的神经科医生

大学毕业后我留校在第一附属医院成为医师，做了一年真正住在医院病房边的住院医师，经历了魔鬼训练。那时候不用轮岗，我 21 岁就当了神经科医生，这在其他国家是不可思议的事。神经科医生非常辛苦，有一天晚上连续值夜班到第二天，14 个小时没有睡过觉，送四位患者上了天堂。那是我印象中最悲惨、最沉重的一次夜班。

那时候没有 CT、核磁共振，要给病人做血管造影，要穿 6 公斤重的铅衣去注射造影剂，然后给病人拍 4 ～ 6 张 X 光片。我知道进摄影室是"生死考验"，有射线风险，受到辐射可能引起放射病，比如癌症，在做完造影后我经常感到"飘飘然"，头晕眼花。

我第一年上班不知疲倦地工作，甚至处于轻躁狂的状态，到第二年就有点耗竭、倦怠，管病人时出现了差错。当时的主任王荪教授不怒自威，却温和地处理了我的事故，让我终生难忘。对医生最大的打击常常就是出医疗差错（甚至没有差错）而被病人或家属纠缠着打官司。

做住院医师时我参加过一次医院的演讲比赛，我演讲的题目叫"我体验到了职业幸福感"。我用八分钟时间讲了一个故事：周期性麻痹的病人因为外周性肌肉呼吸麻痹而呼吸停止，要靠呼吸机来支撑，我们在迅速明确诊断以后，为病人注射氯化钾，几分钟时间内效果立竿见影，病人能在不戴呼吸机的情况下自己站起来。这就是我们体会到的幸福感。那时候当神经科医生真是太苦了，对很多病无能为力，常常神经科就是人生的终点站。但是我们苦中行乐，努力找到鼓舞自己继续工作的好事。

我的应激研究

后来我到华西医学院念硕士，研究的是应激对人的影响。这三年的研究经历对我影响非常大，我转行当了精神科医生。正是在那里，我有了一些有趣、有意义的经历，初步验证了弗洛伊德的"胡说八道"！（其实他说的是对的，但很多人骂他。）我的老师何慕陶教授带着我上了一个月的门诊，很多病人的问题与性压抑有关。他在对一对夫妇做心理健康教育时说："中国妇女大概有 80% 没有体验过性高潮。"那时妇女的慢性压抑创伤是个大问题。

我阅读了很多研究急性创伤和日常烦恼的文献，包括国际上、我国台湾地区的研究论文。那时候，我感觉自己社会人文知识太缺乏，于是恶补了传统文化以及与心理行为相关的民族学、人类学、社会学、哲学的知识，还和好朋友一起听音乐，提升艺术修养。

大凉山 45 天

硕士期间我两次到凉山彝族自治州做课题，一共待了 45 天。这段经历很大程度上影响了我这辈子的三观。大凉山从 20 世纪 50 年代废除奴隶制，"一步进入了社会主义社会，实现千年跨越"，1949 年以前没有城镇，第一次出现城乡差别。我研究进了城的彝族人与生活在乡村的彝族同胞相比，在生活应激、创伤方面的差异。很多发现让我非常惊诧。比如，我到一个村子里问一位妇女："你近半年来经历了哪些伤心、受打击的事情？"她说家里死了一条小牛，还死了一个小婴儿。我又请她为影响的严重程度评分。她为婴儿去世打了 2 分，却为小牛的死打了 3 分。反复确认后，她说："我知道你的意思，可是我们这个地方条件太艰苦了，牛长大了马上就可以帮我干活。小孩我明年就可以再生一个，但母牛生不出来呀！"

这就叫生产资料、生产力。这件事以及其他很多事都给我留下了特别深的印象。不坐在他们屁股坐的地方思考，我们就没有办法理解他们的想法。助人者要有同情心、同理心，要设身处地为别人着想——这是我处在那种恶劣的生态环境、生存条件下时学到的。

在海德堡的文化休克与适应

1990 年到 1993 年我到德国海德堡攻读博士，体验到了文化休克。这可以算是一个广义的创伤，但并不严重。现在，几百万中国留学生在国外，每个人都要经历文化适应阶段。我遇到的第一个打击，是我的老师海尔姆·史第尔林（Helm Stierlin）教授向他的邻居介绍我时说"他只会讲一点点德语"。我留学前在同济大学留德预备部上中级班，考试取得了第四名，前三名都是中级职称的德语翻译，所以去德国时我觉得我的德语已经很不错了。结果下了飞机，老师就说我德语太差，要去上夜校补课。那个时候 1 德国马克兑 5 元人民币，我报了一个班花了3000马克，合15 000元人民币，是我那时在国内100多个月的工资！这是"花钱的创伤"，我从来没有料到过我竟然会说话都说不清楚。

我当时读的第一本德语书是史第尔林的《阿道夫·希特勒》(*Adolf Hitler*)，当时已被翻译为27种语言，但是读了一半我就放弃了。书中全是精神动力学的理论，很生涩。换了一本书，是我二师父弗里茨·B.西蒙（Fritz B. Simon）老师的《我的精神病、我的自行车和我》⊖。一天到晚地读，也只能每天读10页，一个月读完了300页，我感觉自己特别笨。

当时连续很多天都没有人跟我说话。正值圣诞节，下着大雪，我出门看见一个只有半个月大的小婴儿坐在婴儿车里，妈妈推着婴儿在雪地里散步。这件事对我很有激励作用，15天的小婴儿都不怕下雪，我也要勇敢磨炼自己。这个小婴儿让我的压力减轻了一些。

到德国去的头半年，我经常打瞌睡，有时看着屏幕上的现场治疗或是治疗录像带就睡着了。我给基金会写报告，写的就是我文化休克的体验，听不懂同事讲话，没有办法参加小组讨论。当时写了一篇杂文《学禅初记》，投给国内的杂志，记录我被禅宗师父一棒棒打晕了，现在还醒不过来。

有一个下雪天，我去山上散步，看见一棵小树孤零零地在雪地里，非常契合我当时的心境——孤独，白茫茫，空旷无边，无人帮助。旁边的碑上刻着字，我才知道那是一棵橡树。2017年，我带着十几个研究生到德国海德堡去开会，站在当年那棵小树下拍照；2018年，我与几位同事和参会领导去看哲学家小道，再一次到了那个地方，那棵树

⊖ 我的这两位导师就是1988年把家庭治疗传到中国的前辈。

已经有三四层楼高了，郁郁青青。这就叫成长，雪地里孤零零的成长。

重回昆明，实现初心

从德国回国后，我先回到昆明，去实现我的初心。1988年昆明医科大学附属第一医院开设了中国第一个综合医院里全开放的精神病房。后来建了第一个做心理治疗研究的治疗室，中德班就是在这个心理治疗室开始的，第一期都在那里上课，我给万文鹏先生做助手。我在这里从小医生做到科主任、副院长，后来当了院长，职业生涯比较顺利。

很多人可能会羡慕我，36岁当副院长，38岁就当了院长。但是，我这一辈子最大的挫折、打击和磨炼，其实都是在当院长的时候遇到的。我上任院长的第一个月，就有人说要"卸我的膀子，把我家儿子扔到湖里去"。这种事我没跟家里人说过。医院的医生闯了祸或者被冤枉，吵到我这儿来，我要去挨骂。有病人在医院死亡了，家属说死得冤枉，我就要去灵堂上陪哭、下跪。作为法人代表，我一年至少要当十次被告。虽然我从没上过法庭，都是由法律顾问、业务副院长、医务处长去代理，但最终做决定的还是我。那个时候，无论是签字赔偿还是不赔，手都会抖。此外，对于医院作为法人集体犯的错，院长都要做检讨、担责，这些事我在之前很顺利的学者生涯里从未经历过。

我做院长时受到了很多老前辈的提携、教育。在"三讲"教育中，有一位老领导、老州委书记带着我学毛主席的《党委会的工作方法》，讨论毛主席讲的"学好弹钢琴"，要有系统观、大局观。

经历了当院长的磨炼，我非常同情各种机构的领导。领导其实很不好当，是应激职业，风险很大，很辛苦，所以我后来不轻易骂领导。当然做大机构的领导是很有成就感的，我做了一些很有魄力的事，比如中欧国际工商学院 2001 年写医院改革案例就使用了我们医院的改革作为案例，而且用了很多年。我做了很多现在的医院都还做不了的事情，蛮有意思。

榜样的作用

中德班的初级阶段叫"中国－西德心理治疗讲习班"，1988 年在昆明第一次开班，后来 1990 年在青岛举办一次，1994 年在杭州举办一次，由万文鹏先生主持，翻译是许又新先生。真正的中德班（中德高级心理治疗师连续培训项目）1997 开始举办。中德班的外方教授和学员中，有很多影响了中国心理治疗发展的人物。

在中德班的组织工作中，我为老人家和年轻同胞服务，同时我也在向各路先进同事学习。

对我影响最大的外国学者有早在 1968 年就已经去世的卡尔·雅斯贝斯（Karl Jaspers），他是史第尔林的老师，也就是我的师爷，我看过一些他的传记和著作。还有艾利克森，他是美国的神医，我很少把人称为神医。他创立了现在广为流传的艾利克森催眠，对我影响很大。我运回中国的书有六箱，有整整一箱全是有关艾利克森的书，我特别喜欢他，他是我们的好榜样，尤其是他如何处理个体跟群体的联系，如何处理意识跟潜意识的联系，非常巧妙。

此外，还有我在德国的导师史第尔林教授，还有中德班的马佳丽女士，她是"洋雷锋"，影响了我们这一代人。他们为什么会来中国帮我们？我猜与他们德国 40 后、50 后一代的经历有关。他们的父辈经历了纳粹的荒唐岁月，他们带着对父辈创伤的代偿，拼命地为世界人民工作。一种体现是德国人拼命为以色列、犹太人服务，另一种体现是他们对其他发展中国家的援助，而中德班外方教授这批人就对中国特别感兴趣。

中方的几位专家也对我产生了很大的榜样影响。首先是我的恩师万文鹏先生。万先生 2005 年因脑癌去世。恩师顽强地跟癌症抗争了两年半，后来昏迷了。万先生是一个非常勇敢的人，他的经历非常丰富。2005 年他去世以后，我和李建华在《上海精神医学》杂志发表过纪念他的文章《悼念万文鹏教授》。

李心天教授也支持过我们中德班的事业，我们在昆明开"国际心理学大会"，他来做过报告。他是国内医学心理学事业的奠基人，是非常有造诣的专家。

华西医学院的刘协和教授对我的临床风格影响非常大。他为《中华人民共和国精神卫生法》的诞生立下头功，为草案写了无数稿件，写到第 27 年的时候，我们第二代人接着写，草案终于完稿，经人大常委会批准。老人家已经去世了，他是一位柔中有刚、非常坚毅、非常儒雅的学者，是一位医者的典范。

还有创办《国外医学：精神病学分册》，对介绍心理治疗做了大量工作的左成业教授，讲课讲到 92 岁高龄的许又新教授，等等，他们都是我的榜样。

自讨苦吃，其乐无穷

2004 年我全家搬到上海，这个转折可谓自讨苦吃，但是其乐无穷！当时我在昆明工作十几年了，想换一个活法，不过一定要干与初心一致的事。但是怎么干、在哪里干？恩师万先生说过：你在哪里干都行，但是必须为中国人民服务！

近年来我做了很多科普工作，讲助人者如何避免崩溃、耗竭，包括向领导干部、普通公务员、科教精英讲我们要如何建立健康的生活方式，怎样重新定义美好，定义幸福。还有怎样正确理解道家哲学——乌龟哲学，让自己节奏慢下来，为的是可以更快地处理让自己应激的事。我也喜欢引用杨德森、张亚林教授开发的道家认知治疗，这一疗法属于我所谓的"积极宿命论"。

医生知道很多事：其实个人的努力、算计是没有什么用处的，基因编码、社会文化环境、生态环境决定了很多东西。我们就是要为而不争、顺其自然。

怎样做加减法，培养我们的幽默感，学会放松，尽量不做有害的事情，获得社会支持，保持好奇心、上进心？我认为答案就是不争，独善其身，然后兼济天下。

在心理治疗中要有一种意识——给生命和生活留

的来源，就是天人合一的"空"。

一点空白。最大的空白，或者说生命中最大的空白

——刘天君

10

天人合一
传统文化视角下的灾难与应对

刘天君

中医学人的心理学之路

迄今为止，我在心理学领域已工作了 32 年，但我毕业和工作于北京中医药大学，不能算专业"大咖"，只能算一个资深"票友"。我最开始进入心理学领域，与赵旭东老师有深厚的渊源。

第 1 个 10 年：1988～1997 年

1988 年，我到气功教研室工作，专业是中医气功，但我很想找一门与气功相近的现代科学一起做研究。当时我在图书馆查到了一本书——华西医学院何慕陶教授主编的《医用行为科学》，于是我就给何老师写了封信，提出我想去进修。老先生特别好，很快就让我去了。我在华西医学院学习了三个月，有很多收获，最大的收获就是认识了赵旭东教授。当时他是何慕陶教授的硕士生，我是进修生。我们俩住同一间宿舍，都对传统文化感兴趣，就自然成了无话不谈的好朋友。这份友谊持续着，已经有30多年。

1997年，中德班一期举办，赵旭东老师是中方的主办人员，通知我去学习，他是我的心理学引路人。在中德班三年我收获非常多，也认识了很多同道，比如方新老师，我们当时都在"行为催眠组"，组长是钱铭怡老师。中德班一期可谓中国现代心理治疗界的"黄埔一期"，现在心理行业的很多中坚翘楚，无论是家庭治疗领域、认知行为领域还是精神分析领域的专家，大都是中德班一期的学员。

第2个10年：1998～2008年

2003年，由中德班马佳丽老师等德方老师们牵线搭桥，我获得了DAAD奖学金，去德国做心理学访问学者。我访问了海德堡大学、科隆大学、图宾根大学，三个月学习的经历，给我留下了非常深刻的印象。我首次真正感觉到了中西方文化的融合与冲突。

给我印象最深的是图宾根大学的德克·瑞文斯托夫（Dirk Revenstorf）教授，他的打扮总是很特殊，戴一顶宽边草帽，穿牛仔服，手插在裤兜里，有时还叼着个大烟斗，特别像一个西部牛仔。他和他的夫人对我这个穷学者很照顾，也非常了解中国人。他帮我找了一个校内接待学者的公寓，我记得那时每天的房租是40欧元，不算贵，但对我们中国学生来说也不算便宜。他让我每天汇报工作，约定每天晚上在图宾根大学附近餐馆旁边的树下等我。实际上他就是要请我吃晚饭，但是他不直说，只是说"你每天来汇报工作"。吃饭的时间总是很长，我们会谈很多话题，有时候他的夫人也来。

在谈话中我真切地感受到了东西方文化的一些不同。我曾与他们夫妇讨论"自我"，发现我们对"我"的理解不太一样。西方心理学中的自我是"小我"，而东方文化中的自我是"大我"。我曾把这段有趣的讨论写进我的书里。后来又有一次我们讨论这个问题，瑞文斯托夫教授正好说到肩膀疼，我说："你肩膀的疼就是'小我'的疼，实际上你的'大我'并不疼。"他感到很奇怪，说："肩膀是我的肩膀啊。"我说："没错，是你的肩膀，但是'你'和'你的'不是一回事，疼的是'你的'肩膀，知道这个疼的是'你'。"他表示不理解，不住地摇头，但他的夫人听明白了，说："对，我懂了。"

这些交流让我感受到了西方和东方文化的差别，也让我觉得可以做一些东西方文化沟通的事。中德班一期100多个学员中，只有我一个是从中医院校来的，于是我觉得自己应该做一些构筑东西方文化桥梁的工作。回国后我就开始琢磨编创东西方文化结合的移空技术，一直琢磨到2008年。

2008年在北京召开了第五届世界心理治疗大会，我在会上第一次提出移空技术。同年我参加了方新老师组织的第一期催眠班。如果说赵旭东老师是我进入心理学界的引路人，方新老师就是助力者。在这个班上我有幸认识本哈德·特林克勒（Bernhard Trenkle）先生，他是现任国际催眠学会主席。

第3个10年：2009～2019年

2009年我参加了湖南湘雅医院张亚林教授主持的国家科技支撑计

划课题"十种心理咨询与心理治疗技术的示范与规范研究",我承担其中一个子课题,就是研究移空技术的规范。研究做了差不多两年,带了三个学生:一个博士生做移空技术的质性研究,一个博士生做量化研究,还有一个博士后做和国际接轨的研究。

特林克勒先生对移空技术很感兴趣,2008年以后就开始在欧洲应用和推广移空技术。到2019年,我完成了两本书。第一本书是中华书局出版的《当心理咨询遇上传统文化》,请赵旭东老师撰写了序言。第二本就是我与特林克勒先生合写的《移空技术操作手册》,我写了前四章,讲移空技术具体的操作和来龙去脉,他写了移空技术在欧洲的应用,合作很圆满。他说移空技术在欧洲推广是东西方文化结合的一个范例,我觉得他说得非常好。可以说,我30多年资深"票友"的收官之作,就是出版了这两本书。

我的传统文化视角

中国的传统文化博大精深,范围非常广。总的说来,我认为道家、儒家、佛家加上中医和武术,这五个领域可以大致概括传统文化的范围。传统文化可以从不同的学科视角去解读和研究,形成的认识和结论丰富多彩。在这篇文章中我主要从心理学角度切入。

传统文化的精髓是什么?钱穆先生在《中国文化对人类未来可有的贡献》一文说:"中国文化中,'天人合一'观,虽是我早年已屡次讲到,惟到最近始彻悟此一观念实是中国传统文化思想之归宿处……我深信中国文化对世界人类未来求生存之贡献,主要亦即在此……我曾说'天人合一'论,是中国文化对人类最大的贡献。"我非常推崇这句话，赞同天人合一是中国文化最重要的特点，也是对人类的最大贡献。我听说钱穆先生写这篇文章时已经 95 岁，这是他辞世前的最后文稿，可以说是他集一生研究中国文化的体会，非常深刻也非常准确。

天人合一的心理学意义

天人合一可以从不同的学科解读，既可以从自然科学解读，也可以从社会科学解读，会有不同的见解。那么从心理学视角看，它的意义是什么？我认为，简言之，天人合一超越了自我实现，是人格成长更深层次和更新的阶段。西方心理学中通常将自我实现看作人的需求层次或人格成长的最高阶段，天人合一超越了自我实现，在西方心理学中是没有的。

天人合一也是一种生命观，可以说是传统的关于生命的科学观。从天人合一的角度看，人的生命有三种属性。

1）**生物属性**。弗洛伊德说到"色"，孟子则在《孟子·告子》中说"食色性也"。个体生命的生物属性主要就是"食"和"色"这两样。

2）**社会属性**。马克思说："人的本质是一切社会关系的总和"。人和人之间的差别是在关系中体现、比较出来的，个体生命的社会属性体现于人际关系中。

3）**宇宙属性**。宋朝的张载第一次说到"天人合一"和心理有关。他在《正蒙·乾称》里写道："故天人合一…… 得天而未始遗人。"要得到那些天的东西，但人也还在。这就和心理学有关。个体生命的宇宙属性即体验到自己是宇宙存在的组分。

从人格发展心理学角度看，天人合一是人格成长的第三阶段。马斯洛提出了七个层次的心理需求：生理需求、安全需求、社交需求、尊重需求、认知需求、审美需求、自我实现需求，这些需求的满足都没有超出生命的生物属性和社会属性。马斯洛自我实现的最高层次是高峰体验，与天人合一沾了一点边，但还没到这个层面。这个层面心理学到不了，因为生命或人格的生物属性、社会属性在感官感知的范围内。这两种属性在日常生活中可以尽量修饰与完善，这正是心理学的任务。天人合一则超越了感官范围，超越了语言，因而在某种程度上可以说"无法传播"，需要通过心身修炼才能达成，为中国传统文化所独有。

天人合一不是学问，而是生命的宇宙属性，也是意识的最深层次。西方哲学家笛卡尔说过"我思故我在"，所以"思"（thinking）是西方心理学认识"我"的基础，但只有"不思"（stop thinking）才能步入传统文化的大门。所以，心理学的终点就是传统修炼的起点。我在《当心理咨询遇上传统文化》一书的扉页写了这么一段话："如果你习惯于'still thinking'，你在心理领域驰骋……如果你尝试着'stop thinking'，你开始进入传统……"这句话就是讲心理学与传统文化的关系，只有"不思"，才能到达人格成长的第三个阶段。

如果将天人合一的心理状态表达出来，是什么状态？禅宗惠能大师的一首偈子说："菩提本无树，明镜亦非台。本来无一物，何处惹尘埃？"这就是"空"的境界，什么都没有。这个境界可以称为"开悟""涅槃""大我""解脱""成佛""到彼岸""飞升"，这些说法都说的是这个不能用语言表达的境界，你必须进入"stop thinking"状态才能抵达。我记得童俊老师讲到过"凤凰涅槃"，"涅槃"什么意思？你必须要"stop thinking"，才能到"涅槃"，你从"思"变成"不思"，然后再回来，这才叫"凤凰涅槃，浴火重生"。按照修炼的话说，就是"脱胎换骨"。所以涅槃境界就是"菩提本无树"的境界。

用现代语言，你停止思维以后，意识里有的就是"空白"，但"空白"并不是"什么都没有"。意识进入这个状态的第一感觉，是"没有边界"，因此"没有时空"。但这并不是高峰体验，它超越了高峰体验。这个时候你感觉到的是没有边界，没有时空，进入了超越状态。但这只是起点，后面还有很多很多步骤和层次，在此不详述了。这些意识层次或内容在现代心理学里都没有。西方的深层心理学，基本上是来自东方。例如荣格心理学的"集体无意识"概念，也是从东方来的。西方的心理学都是"我思故我在"，没有"我不思"这一层，可见东西方的差别是很大的。

从天人合一视角看灾难

在天人合一的视角上，灾难是不存在的。灾难是什么？灾难一词是基于人类视角的，事件的灾难性是人类对自身无法掌控的、对自身有破坏性的生活事件的心理投射，是人类的主观感受，不是客观存在。生活事件有客观性，其本身无所谓好坏，都是中性的。在天人合一的视角中，没有灾难一说。疫情期间我听过台湾地区的心理学家许育光博士受樊富珉老师邀请做的一个报告，他说这次疫情是人类与新冠病毒之间的物种生存竞争。这句话就没有灾难的意味。我们作为人类觉得新冠病毒给我们带来灾难，病毒是不是也会觉得我们是灾难呢？从新冠病毒的视角看，你们人类叫我病毒，我叫你们"人毒"行不行？在生物的生存竞争里彼此是平等的，无所谓谁是灾难。

大家可能会觉得，我作为一个人这样说很奇怪，但这就是天人合一的视角，并不以人类为中心，认为宇宙是属于人类的。佛家说众生平等，病毒与人类也是平等的存在，人和微生物在宇宙里没什么大区别。我记得施一公院士在讲座中说过，银河系大约有2000亿个太阳系。我们生活的地球只不过是太阳系里面的一个很小的星球，2000亿个太阳系才构成银河系，而宇宙又有2000亿个银河系。即使地球爆炸了，在银河系里也不是什么大事，在整个宇宙里面更不算大事了。人类认为自己是宇宙中的"老大"，有点太自恋了。大家想想，地球只是宇宙中的一粒沙子，你看病毒很小，你相对于整个宇宙可能比病毒相对于你还小。所以人类真的不应该太骄傲。从天人合一的角度来说，灾难是宇宙进化中的自然现象。哪怕将来地球爆炸了，也是自然的，对宇宙来说仍然不是什么灾难。

　　从生物与社会视角看，灾难给人们带来哀伤，这毫无疑问。但在天人合一的视角上，哀伤也是不存在的。作为小我，人们认为生命落在生物属性上，认为生命是我们自己的。但是在天人合一视角上，生命不是我们的，我们并没有拥有生命，而是生命拥有了我们。你说你拥有生命，你知道你什么时候来吗？知道你什么时候走吗？你都不知道。你既不能带生命来，也不能带生命走，你根本就没有拥有过生命，你对生命只有短暂的使用权，根本就没有所有权。就像买房子，即使你把买的房子传给儿子、孙子，他们也依然只有使用权，没有所有权。你并没有拥有过任何东西，你就是你。你的生命在哪儿？根在哪儿？在天人合一的宇宙属性上，是宇宙的生命让你在世间玩了一遭。你赤条条地来，也赤条条地走。你带走过任何一样东西吗？没有。要理解天人合一，就必须有这种感觉、体会上的改变，而不能光靠理解。一且体会到生命的宇宙属性，你对生命的感觉就不同了。

"人生除了死亡，其余都是擦伤。"这句话是写在日本愿莲寺布告栏上的标语，前几年有一段时间在网络上很热门，当年在推特上的点赞超过 10 万。我想说，到了天人合一的境界，你会觉得死亡也只是"擦伤"。

《庄子·外篇·至乐》中有如下记载。

庄子妻死，惠子吊之，庄子则方箕踞鼓盆而歌。惠子曰："与人居，长子老身，死不哭亦足矣，又鼓盆而歌，不亦甚乎！"庄子曰："不然。是其始死也，我独何能无概然！察其始而本无生，非徒无生也而本无形，非徒无形而本无气。杂乎芒芴之间，变而有气，气变而有形，形变而有生，今又变而之死，是相春秋冬夏四时行也。人且偃然寝于巨室，而我嗷嗷随而哭之，自以为不通乎命，故止也。"

庄子的妻子去世了，惠子去吊唁，却发现庄子正叉着腿坐在地上，敲着盆唱歌。惠子认为庄子的做法太过分了，庄子就说："她刚死的时候，我怎么能不悲伤呢？但是我仔细觉察了生，生本来就是从无形来的，无形本来就是从无气来的。在这个宇宙苍茫之间，万物孕育都是先开始变得有气，气变得有形，形才变得有生。人的生死，就和春夏秋冬四时是一样的。现在她好好地躺在天地之间，我傻乎乎地哭什么呢？那样我岂不是太不通天命了吗？所以我就不哭了。"这是道家的天人合一，对庄子来说，死亡只是"擦伤"。

《坛经·付嘱第十》中有如下记载。

七月一日，集徒众曰："吾至八月，欲离世间，汝等有疑，早须相问，为汝破疑，令汝迷尽。吾若去后，无人教汝。"法海等闻，悉皆涕泣。惟有神会，神情不动，亦无涕泣。师云："神会小师，却得善不善等，毁誉不动，哀乐不生，馀者不得。数年山中，竟修何道，汝今悲泣，为忧何谁？若忧吾不知去处，吾自知去处。若吾不知去处，终不预报于汝。汝等悲泣，盖为不知吾去处，若知吾去处，即不合悲泣。法性本无生灭去来。"

六祖惠能将要离世时，弟子们哭了起来，惠能法师就说："你们今天哭泣是哭谁呢？你们哭是因为不知道我死后去哪里，如果你们知道就不会哭了。"他说法性本无生灭去来。这是佛家的天人合一，对惠能这样开悟的大师来说，死亡连"擦伤"都不是。

以上天人合一的灾难观有什么用呢？前面已经说过，传统文化和现代心理学的本质差异很大。传统文化解决的是终极问题，心理学科学解决的是现实问题。在此种意义上，我认为传统文化高于现代文化。终极问题貌似很遥远，但它往往是解决现实问题最终的定海神针。终极问题会影响实际问题的解决，终极问题不解决，人们心里不会完全踏实。

至少到目前为止，现代科学解决不了终极问题。在新冠肺炎疫情中，欧美国家的一些青年在疫情中仍出门而不居家防护，甚至可能"认命"，相信是否感染是上帝决定的。这就表现出，即使在现代科学发达的国家，人们仍把终极问题的解决交付神明。相反，中国把人的力量发挥到极致，雷神山、火神山、方舱医院迅速投入使用，一方有难八方支援，体现的是"我命由我不由天""我的力量就是天的力量"，以雷霆万钧之势抗疫，取得了很大的胜利。我认为中国和欧美抗疫的差异，体现出的不仅是体制的差异，更有深层的文化根源。中国人相信人的力量，不仅是人定胜天，而且是天人合一。认为人的力量就是宇宙自然的力量，并不认为有额外的神。中国人自古以来就崇尚勤劳勇敢，靠自己改变命运，而不是靠上帝。东方文化靠自己解决终极问题，西方文化靠上帝解决终极问题。这是文化的差别，当然也带来行为的差别。别看终极问题很遥远，每一个当下它都站在事件背后，是解决现实问题的一种非常重要的根基。

天人合一视角下灾难的应对

既然从天人合一的视角看，本没有灾难，没有哀伤，那么面对新冠肺炎疫情这样的事件，我们是不是就什么都不用做了呢？不是。如果一个人觉得什么都不用做，那么他还没有真正开悟，没有到天人合一的境界。

什么是生命？生命的本质是创造性的行动，并不是空想。如果你是一朵花，你就应该绽放，呈现你的美丽，散发芳香；如果你是一棵树，你就应该根深叶茂，支撑起一片荫凉；如果你是一个人，你就应该说人话、做人事。去行动、去创造才是开悟的人的表现。

天人合一的境界是积极的，是要为人类的进步做出贡献的。天生我材必有用，不能白活一回，白到世上走一遭。很多人认为天人合一听起来很消极，实际上天人合一的境界是积极的，开悟者比常人更积极。我们提到六祖惠能的偈子："菩提本无树，明镜亦非台。本来无一物，何处惹尘埃？"他写这首偈子的时候开悟了吗？还没有。五祖弘忍让他劈柴去。过了几个月，弘忍给惠能说《金刚经》之后，惠能又说了首偈子："何期自性本自清净，何期自性本不生灭，何期自性本自具足，何期自性本无动摇，何期自性能生万法。"这首偈子表达了什么意思？表达了光"空"不行，还得"有"才行。"何期自性能生万法"就是要能做事。这样一反一正，空就是有，有就是空，色不异空，空不异色，这才是开悟。只是达到空的境界仍没开悟，还得回到有才行；只是寂灭，还未重生，仍未真正凤凰涅槃。这非常重要。

在疫情之下我们能做什么呢？这就是应对的问题。世界各国都在应对疫情，每个国家都有可歌可泣的真善美，也都有污蔑和丑陋；既有逆行者、舍己为人者，也有推诿、"甩锅"、落井下石。人类至今并没有团结起来抗击疫情。正义并不会轻易地战胜困难和丑恶，胜利是需要人们努力争取的。面对疫情的现实，抱怨、愤怒没有用，沮丧、悲伤没有用，而是要行动起来，做力所能及的事情来抗击疫情。罗曼·罗兰说："人最可贵之处在于看透生活的本质之后，依然热爱生活。"我们每个人都应该积极地做事。做什么事呢？用我的话说，就是"说人话，做人事"。也许你并不是个英雄，但你仍然可以做得很好。因疫情在武汉去世的常凯导演生前说"为子尽孝，为父尽责，为夫爱妻，为人尽诚"。这就是做人事，一个普通人也一样能做得很好。

说一点我在疫情期间的故事。作为一个退休的老头，宅在家里，我觉得要做就做专业的事情。我的专业就是中医气功和心理。做事之前首先是学习和做准备。疫情期间，中国心理学会临床心理学注册系统做得特别好，2020年1月25日大年初一就开会，26日就发了倡议通知，28日开始举办督导师的督导培训，我参加了培训，后来又听了很多相关的讲座，收获良多。1月25日我就推出了针对疫情的"移空技术简化版"。把原来10个操作步骤简化为5个，便于在热线上应用。

赵旭东老师将这个简化版收录于《抗疫·安心：大疫心理自助救援全民读本》的宣传册，直接进了武汉的方舱医院。之后，我和我的团队一起组织了志愿者服务团队，参与了各地的热线服务，后来又开通了每次50分钟的移空技术免费咨询视频服务。目前我组织的10多名志愿者已提交了近200份案例报告，来访者来自全国23个省市。我每周为志愿者做一次督导，还做了多场有关中医气功和心理学抗疫的线上课。我觉得过得很充实，有收获，有意义。

移空技术就是天人合一境界在心理治疗中的应用。"空"是什么？"空"就是天人合一的境界，就是"菩提本无树"，就是"stop thinking"。做到"stop thinking"，问题就都没有了。所有的心理问题，一定和人格有关，和"thinking"有关。把"thinking"停止下来，把意识的"内存"清空，当下问题便消解了。但是从"thinking"到"空"比较难，移空技术的巧妙之处就在于借助心理距离创造一个"空"。让来访者把他的靶症状想象成一个象征物，然后在心理距离上，把这个象征物向正前方移到看不见的地方。看不见是什么，不就是"空"吗？"空"的境界需要修炼好多年才能形成，但用移空技术这样的方式，借用距离，可以创造一个虚拟的"空"。这个虚拟的"空"，这个心理层面的"空"，并没有达到修炼的"空"的境界，但是对于消除症状已经够用了。

移空技术是一项原创的本土化心理治疗技术。把"空"作为治疗目标，这一点我在西方心理治疗技术里还没有见到过。移空技术解决问题，是要把这个问题解决到"空"，"空"是移空技术的治疗目标。为什么叫移空技术？就因为要到"空"才行。在《移空技术操作手册》的扉页上，写着"不仅处理来访者的问题，更要把来访者带到没有问题的地方"，这就是移空技术的宗旨。这个宗旨在西方心理学流派、技术里是没有的，完全来自中国传统文化。我自己觉得，移空技术就像用"人头马"的瓶子装"二锅头"，是中西合璧的产物。我用行为疗法和催眠的步骤，对"空"进行了包装和呈现，移空技术的形式是西方的，内容是东方的。接下来我讲两个移空技术的案例，请大家了解一下怎么使用这个技术来工作。

案例一：哀伤的处理

（1）评估

案主是一个女孩，30岁上下，因为父亲去世而感到很悲伤。我问她："你的哀伤是什么感觉？"她说："我一想到这件事就非常痛苦，心里很难过。"我请她评估一下哀伤对她的影响程度，按 0 ～ 10 分来评估，10 分是影响最严重，0 分是没有影响，她评估说 8.5 分。

（2）三调放松

我们先做了三调放松。三调放松是传统修炼的预备练习，是最简单的心身息统一放松，要坐着而不是躺着练习。有几个关键字：正襟危坐——调身；注意呼气——调息；放空头脑——调心。在移空技术里，三调放松是第一步。为什么要先做三调放松？因为如果来访者能顺利地完成三调放松，就能继续接受移空技术，如果做不了三调放松，就要接受危机干预。来访者能做三调放松，证明他还能把控自己，那么就可以接着做后面的步骤。如果他做不了三调放松，就说明他正处于崩溃状态，这个时候心理咨询师就要做危机干预，与他共情，安抚情绪，满足他的基本安全需求。能否做三调放松的界限非常清楚，非常有用。

（3）把问题或者症状具象化

三调放松之后，我和这个女孩有了这样一段对话。

我：你哪儿不舒服？

女孩：我心脏不舒服。

我：心脏哪里不舒服呢？

女孩：心里不舒服。

我：怎么不舒服？

女孩：缺一块东西。

我：缺什么？

女孩：（回答得非常准确）我这儿缺一束阳光。一束金色的阳光，我需要把这束金色的阳光放到我的心里才行。

我：这束阳光从哪儿来？

女孩：觉得是我父亲的爱，我不能失去它。

我请她把这束阳光画下来，说："我们要做移空技术，需要把这束阳光移走，你觉得怎么能把阳光取下来？可以把阳光放在哪儿？"她特别聪明，说："我想把它放在一张 A4 纸上，一张白纸，能够显示赤橙黄绿青蓝紫，把这束光分解一下。"我问她怎么分解呢？她说用一块三棱镜，让这束光折射在这张 A4 纸上，它就可以分成赤橙黄绿青蓝紫了。

（4）承载物的具象化

我说："我们现在需要把分解的光移走，你打算怎么移？要装到什么容器里？"她说不想装。我说："如果你不想装，那就不好继续了，我们需要装起来才能移走，否则你的光就散掉了——你的三棱镜是玻璃的，纸是空的，不能把光装起来。"她说要不这样吧，我们把它装在一个金色的盒子里。她马上又说："不，不是金色的盒子，就是黄金的盒子，我要把光装在黄金的盒子里。"我让她把这个画面画出来，她画了一个盒子，里面有个架子，支了一块透镜，一束光穿过透镜打在放在盒底的一张 A4 纸上，显现出赤橙黄绿青蓝紫的一排色彩。

（5）开始移空

我让她记住这个画面并闭上眼，问她："你看清楚了吗？"她说看清楚了。我说："好，现在我们（想象着）把盒子关上，然后把它移走。"这个来回移动的过程，在移空技术的操作步骤里有具体的描述，分为初始移动、可见移动和超距移动。初始移动和可见移动至少要做二三十次，超距移动就是在"空"里移动。可见移动的最后，我问她移到多远就看不见了，回答是 5 千米。她说："在移到 5 千米的时候我看到的是一个金黄色的小点，就是那个盒子，里面有一个镜头和纸。"我让她再往远处移动，到 1 万米是什么样呢？她说都看不见了。我说："看不见了，那么你心里觉得还有这件事吗？"她说还有。于是又继续往远移，2 万米，还有，3 万米，几乎没有了，到 4 万米就完全没有了。这个时候我让她待一会儿，体会一下自己是什么感觉。她说现在心里特别舒服，特别踏实。接着我请她慢慢睁开眼睛，问她现在哀伤的影响度是多少分，她说是 4 分。我问她现在再回想父亲去世是什么感觉？她说："我心态平静了，我知道我怀念父亲，但是我不应该让怀念影响我现在的生活。"

这一次咨询做了 30 分钟就解决了问题，我处理的是她的不舍，把这个情绪象征性物化，然后把它移到空，她的问题就解决了。

案例二：身体症状的处理[⊖]

移空技术不仅可以解决情绪问题，也可以解决身体症状问题。

讲一个这次疫情中的案例，是我的一个学生热线干预的例子。来访者是一个隔离的病人，体温37.3℃，感到很焦虑、恐慌，怕自己得了新冠肺炎，于是打来电话求助。咨询师在电话中先教他做三调放松，他很快放松了。于是咨询师问他想解决什么问题，他说想解决焦虑、烦躁、发烧。进而与他确认最想解决哪个问题，他说最想解决发烧问题。

咨询师问他发烧是什么感觉，他说："发烧像穿了一件透明的紧身雨衣，那个雨衣很厚，透明的，包在身上，尤其把我的背包得很紧，我觉得非常热。"咨询师说："如果你把这件雨衣脱下来放在一个容器里，你想放到什么容器里呢？"他说放到一个保险箱里，是酒店贵重物品寄存处的那种小保险箱，有点旧。他想象把雨衣塞进保险箱里的时候，还说感觉到那个雨衣在里面跳动。咨询师说没关系，把保险箱的锁锁上就行。接下来就是移动保险箱，当移动到500米远的时候，他就说看不见保险箱了，然后咨询师引导他将保险箱再移动到无限远。

一开始这位来访者说"透明雨衣"的发烧对他的影响是7.5分，移动之后变为3.5分。他的体温在移动之前是37.3℃，移动之后马上再次测量体温就变成了36.9℃。做完移空技术40分钟之后再测量，体温变成了36.7℃。两天以后随访没有再发热，问题解决了。这个案例还有一些具体的细节，这里就不展开讲了。我只想告诉大家，移空技

⊖ 这是疫情期间的一个真实案例。移空技术确实可以处理一些身体症状，使用时需遵循以下原则：一律告知来访者要去医院做进一步检查，不要因为症状缓解而掉以轻心。心身本为一体，任何症状都可以从生理或心理方面切入治疗，但心理治疗的个体差异似乎更大，故对咨询师水平的要求也更高。

术确实有效果。为什么有效果？因为不管是心理症状还是身体症状，人都会有不舒适的感觉，而一个真正健康的人对自己的心身是没有感觉的，没有感觉不就是"空"吗？就生理而言，感受不到自己的身体才是健康的；而一个人有心理问题，一定是脑子里胡思乱想太多，如果他能够做到"stop thinking"，也就是让他感受到心理境界的"空"，就会有治疗作用。人们主观感受到的健康状态就是"空"，通过心身操作技术把人们带到"空"的境界里，让人们自主体验到心身的健康状态，就是移空技术的疗效机制。

给生命和生活留一点空白

在心理治疗中要有一种意识——给生命和生活留一点空白。这是非常重要的，对于心理治疗师自身来说更是如此。生活和生命不能太满，就像中国画，一定要有留白，不能把画面占满。西方的油画大都是满满的颜色。这体现出东西方文化的差异，也反映了世界观的不同和对生命体验的差异。太满的生活会让人紧张、不从容。生命是需要空白的。最大的空白，或者说生命中最大的空白的来源，就是天人合一的"空"。

天人合一的境界是一个超越的境界。心理治疗常会谈到接纳，什么是接纳？我多年的从业经验告诉我，最彻底的接纳就是超越，超越才能真正地接纳。那个无边无际的"空"可以包容一切。个人的心境再辽阔，也包容不下这么多，"空"才能完全包容。如果你能进入"空"状态，它能帮你很大的忙。有了"空"你就不会崩溃，因为没什么可崩溃的；"空"也可以帮你避免耗竭，因为没什么可耗竭的了，这样你才能真正地放松下来。总之，给每天的生活留点空白是非常重要的。生命要像国画那样留白，留在天人合一那里。

梁启超在《万木草堂小学学记》中说：

> 每日静坐一二小时，求其放心；常使清明在躬，气志如神，梦剧不乱，宠辱不惊；他日一切成就，皆基如此，毋曰迂远云也。……清明在躬，则其质如神，天下固未有昏浊瞀乱之脑质，而可以决大计立大业者。……欲为大人物者，在其一生中，不可无数年住世界外之世界；在一年中不可无数月住世界外之世界；在一日中，不可无数刻住世界外之世界。

静坐就能给人一段空白。世界外之世界是什么意思？就是超越。在一生中总要有几年的时间来超越，就像国外大学教授每隔七年有一年休息，可以用来超越；在一年中要有假期用来超越；在一天中也要有一两个小时坐下来，安定下来，回到生命的老家，终极安定的地方，这会有很大的益处。

结语

2020年必将以浓重的笔墨载入人类历史，这一年全球范围内新冠疫情肆虐。我们作为生活在和见证这一历史时期的一代人，负有书写这段历史的责任。书写历史不仅仅靠笔，更重要的是靠实际行动。在全球抗疫的今天，人类的命运需要全人类这一命运共同体的共同努力。我们中国人除了运用现代科技之外，还可以发扬传统文化的优秀部分，以天人合一的宇宙观为指导，运用传统中医，运用传统文化的心理学思想，为全人类战胜疫情做出具有中国特色的贡献。

附录 A
危机管理中的 SAFER-R 模型

方新

危机干预的指导原则

管理视角而非仅专业视角

危机事件后的干预工作不仅需要危机干预的专业视角，更需要一个基于危机后心身反应阶段性变化规律的管理视角，需要多部门联动，工作模型叫作"危机事件应激管理"（Critical Incident Stress Management）模型。我们在新冠肺炎疫情中做了热线危机干预（或者叫作危机干预热线），就是以热线的形式来进行危机干预，这一项工作不仅仅是给每一个遭遇危机的人做干预，还需要我们有管理的视角，因为它涉及一个群体，其中的个体遭遇了不同程度的影响，处于心身反应的不同阶段。

干预工作而非心理治疗

危机干预工作不同于心理咨询与心理治疗等专业工作：第一，受训人员不仅包括心理咨询师、心理治疗师、社工，还可能包括护士、护工、志愿者、家属、医生等人员；第二，设置灵活，不需要时间、地点、收费等方面的固定设置。专业的心理咨询师和心理治疗师在参与危机干预工作时，也需要转换工作思路，接受专业的危机干预培训。

例如，我们想象一位特别温暖、情商高、有爱心的街道工作人员做热线接线员，即使她在接热线时说错话或破坏设置，但整体来讲，那种爱心和温暖也有利于建立信任的关系，她提供的心理支持效果可能更好。对于专业同行而言，要达到好的干预工作效果，不能固守我们的心理咨询或治疗"流派"，而要接受培训，拓展思路。流派是要为我们所用的，就像吃东西：米饭、粗粮、牛奶、鸡蛋、蔬菜、水果都要吃一些，才能营养均衡，只吃一样东西（只学某个流派或技术）反倒不健康。

危机干预的工作原则

危机干预工作应遵守即刻、就近、简洁简短（即PIEBS）原则，强调激发对方自身心理灵活性和康复力。国外的危机干预经验显示，危机事件一旦发生，专业人员最好第一时间就对受危机影响的人群进行干预，而且要就近。在危机事件暴发时，各种消息铺天盖地，每个人都处于信息过载状态，大脑皮层处于激越状态，这时信息处理要求较低的音频比文字信息更容易被接收。如果干预工作中一定要用文字信息，就需要特别简洁、重点突出。在危机热线电话中，接线员和受灾人员彼此看不见对方的面部表情和眼神，为了更好地起到沟通效果，就需要表达得更简洁、简短，激发个体内在的复原力——生命最原本的那种天然的能力。

要有大系统工作视角

要以一种大系统的工作视角来看待危机干预，多维度综合考虑。要注意配合医疗、护理、政府等多部门的工作，抱着合作和联动的态度，基于系统整合开展工作，而不能单打独斗，持本位主义态度。心理工作只是大系统中的一部分，要在一个大的视角里看待自己的工作，不能凭着一腔热血却给国家添乱，给社会添乱。

共情要比模型重要

"要接纳，多共情，不做价值判断"，这句话说起来容易，做起来难。接受过专业训练的同行都知道，要实现好的共情，一定离不开倾听技术的训练。古体的"聽"字，左边是一个"耳"，下面一个"王"，右边是"十""目""一""心"，意思就是耳听为王，还要有十只眼睛，用心去听、去看、去观察。即使是一个满腹经纶、严格按照"理论模型"开展工作的专业人士，如果缺少共情，其干预效果也可能远远不如一位有爱心、情商高的妇联工会干部等非专业人士。

干预者的自我保健与接受督导的重要性

危机干预者要注重可持续发展，保持战斗力，不能只凭满腔热血。

危机干预者要想更好地助人，需要做好自我保健。在做好自身防护的同时，鼓励家人和朋友按照科学的方式进行防护，在能力和精力允许的情况下，再参加心理热线和援助工作。此外，干预者及时、定期接受专业的危机干预培训和专业督导也非常重要。抗击 SARS、汶川抗震救灾、舟曲泥石流灾后干预等经验都告诉我们，良好的自我保健可以让助人者保持良好的身心状态，更好地投入工作。

国际前沿的 SAFER-R 模型

模型简介

这个模型来源于美国的国际危机事件应激基金会，由艾弗里（Everly）于 1995 年提出，并于 2015 年修订。我 2016 年邀请国际危机事件应激基金会认证的培训老师来做培训，当时我们花重金引进了这个模型，因为这个模型基于实证科学研究且非常实用。现在无偿提供给大家，希望能够在危机中让更多人受益。

S：Stabilize，稳定化

- **建立关系**。在接热线时，热线工作者第一句话应该说什么？我的做法通常是会根据场合简单做一个自我介绍，建立信任关系。在危机干预热线的开头也可以介绍一下自己，方便相互认识："您好，这里是 ** 热线，我是 ***，很高兴为你服务。"在危机干预热线中，很多来访者处于危机状态，说话头绪很乱，久久讲不到重点。你可以在对方讲的时候进行评估，并用关切的态度询问对方："有一些重要信息我来问您好不好？"考虑到危机热线性质和资源利用等综合因素，对于来访者说个不停的热线来电，可以友好地提醒对方剩余时间，询问"您还有什么最重要的话要跟我讲吗"，并根据严重程度酌情建议或转介后续咨询。

- **满足基本需求**。危机管理需要干预在不同阶段做不同的干预。早期的危机干预通常最需要的是满足基本需求，衣食住行，包括保障吃喝、保暖等。例如有一次公共汽车爆炸，一个女孩被烧得裤子都没有了，两腿紧闭，蜷着躺在地上，身边很多人举着手机，大家可以想象这个女孩的创伤不仅仅是汽车爆炸本身。这时候最需要的就是满足基本需求，比如有人马上脱下一件衣服帮她裹上。

- **减轻急性压力源**。在灾难中，受灾民众众多，虽然我们只是沧海一粟，但应该能帮多少就帮多少，能做多少就做多少。在疫情中有什么急性压力源？有的人打进热线，觉得自己有可能感染了；有的人则担心孩子或者亲人。针对这些急性压力源，你可以帮他考虑有助于解决问题的社会资源。这对于干预工作者来说是一个考验，要求我们在生活中遇到问题总能想到办法解决。

- **稳定化技术**。我们常用的技术是安全之地（safe place）。例如，我在疫情中给一线医护人员的音频（文字稿见附录B）里，用了一个"熟悉的床"作为安全之地。他们奋战在一线特别辛苦、特别累，我请他们想一张他们熟悉的床，然后用视、听、嗅、味、触等多个感觉通道到去回忆那张床，在回忆的过程中，他们就在感受那种休息、放松的感觉。我们在热线中也可以用引导语去问来访者："你在哪个地方感到特别舒服、安全、放松，而且这个地方是有边界的？"引导语可以激发和唤起他们的躯体感受，让他们就像吸收营养一样，身体恢复活力，投入战斗。

此外，还有大树的练习。我会请来访者闭上眼想象，对来访者说，大树有着成千上万的根须，这些根须都在努力地扎向更深、更远的土壤，也可能会遇到硬的土块，它们就使劲钻，钻过去，继续扎向更深、更远的土壤，吸收更多的水分和养分，然后输送给树干和树冠。也许，还有一些根须会遇到石块，拱不过去怎么办？它们就绕过去，绕过石块继续扎向更远、更深的土壤……这些隐喻的植入是为了激发他内在的灵活性。很多人反馈，想象根往下扎的时候会觉得自己的心理状态特别稳定。

- **催眠技术**。临床催眠中有很多稳定化技术，包括刘天君老师的移空技术，还有珠宝盒技术、光浴疗、内在花园、内在智者技术等。

A：Acknowledge the crisis，认识危机

认识危机就是让来访者叙事，邀请他叙述整个危机过程，包括发生了什么、他做了什么等。通过叙述事情的经过，他可以在一定程度上宣泄情绪，他可能一边说一边哭，干预者要给予共情、理解。干预者要通过对方的叙述了解两方面内容：第一，了解危机事件经过本身；第二，了解亲历者的心身反应，即他在这个过程中有怎样的反应。这个部分的信息收集和记录主要是为后续的干预工作服务。

F：Facilitate understanding，增进理解

利用上一阶段获得的信息，干预者进一步帮助亲历者了解到，自己在认知、情绪、躯体、行为、三观（人生观、价值观、世界观）等

五个层面的"异常反应"都是"对非正常事件的正常反应"。

- 认知层面：关于危机事件的想法，比如"我们医生就是堵枪眼的""那些官员把我们扔在这里，自己倒是……""以后绝不能让自己的孩子学医"之类的想法。
- 情绪层面：愤怒、焦虑、恐惧、悲伤、无力感、无助感……
- 躯体层面：疲惫、紧绷、麻木、心慌、胸闷、头疼……
- 动作层面：坐立不安、不停刷手机……
- 三观层面：比如对国家的看法、对政府的看法、对职业的看法都会受到影响。

人有四种反应模式——战斗（fight）、逃跑（flight）、木僵（frozen）、假死（submission）。当敌人比我们弱小的时候，我们就会战斗；当敌人比我们强大的时候，我们就会逃跑；当敌人就在我们眼前，打又打不过，跑也跑不了的时候，我们就会木僵。在疫情中，一些医护人员进入了木僵状态——"你叫我出门诊我就出，你叫我做什么我就做什么"。这时候医护人员已经精疲力竭，但是病人还处于激越状态，这个时候病人可能就会特别愤怒。"看着这张木头一样的脸，我就更生气！"于是医护人员进入最后一种模式——假死，又叫屈服。惊恐发作就是典型的假死。

我们需要对来访者进行心理教育：这些反应都是正常人群"对非正常事件的正常反应"，通过正常化帮助他们理解，把这些反应归因于当时的情境，而非个体缺陷。当然，干预者也需要进行区分：有的人本身就有创伤，经历危机事件会唤起以前的创伤，比如曾经罹患肺炎差点死去，或者曾经难产。这些感到生命受到威胁的场景和创伤反应由于隔离、住院被唤起，有的表现为焦虑、疑病，有的表现为强迫、躯体形式障碍，还有的表现为闪回等。干预者需要对这种创伤唤起进行鉴别，必要时可直接进行转介。

E：Encourage effective coping，鼓励有效应对

有效应对方面的工作包括多个方面：满足基本需求，联络、支持，宣泄、疏泄，社会支持，提供信息，应激管理，解决问题，冲突化解，认知重建，心灵和信仰方面的应对，经济方面的应对，反复确认，正常化，给予希望。

前文讲到的相对安全感的建立、给恐惧感建立边界、自我力量的加强、放松技术、呼吸法、躯体控制技术等都有助于个体有效应对危机。除此之外，干预者还可以使用聚焦控制感训练，比如对于一个经历危机后觉得"我现在什么都做不了"的女性，我们需要帮她把目标聚焦于她能控制的事情。"你能做西红柿炒鸡蛋吗？""这个能！"通过聚焦，帮她找到内在的控制感。

此外，干预者还要帮来访者确定并加强"内在和外在资源"，如果只跟灾难发生之前对比，来访者会觉得现在什么都不好。在心理咨询与治疗中咨询师和治疗师既需要看创伤，也需要看资源；在危机干预中，当事人经历严重危机，干预者则需要采取资源取向。作为干预者，有一双善于发现资源的眼睛是很重要的。

要记住：任何行为都有功能。你在生活中不喜欢或特别讨厌某个人的某类行为，这是因为你在用一个社会评价的标准评价它，因此你才会讨厌它。任何行为都有功能，可能是因为一个行为对来访者而言有功能而对你没有，所以你才会讨厌这个行为。这一规律是个很好的"照妖镜"，能照出咨询师自己脑袋里的框架和局限。艾利克森催眠有

一个核心理念：每个人的生命都是灿烂的！我每次讲课时都会分享一张图片，是黄山上一棵生长在巨大岩石缝里的松树，虽然这棵松树长不大，但它的生命力很顽强。

此外，我们还要评估个体正常生活的能力，酌情使用生存动机加强技术。前文提到我在疫情中为一线医护人员录制了一段音频，采用了"熟悉的床"作为安全之地，我本来想让他们躺在床上看到那些他们惦记的、惦记着他们的人，但我考虑到这样做可能激起这些医护人员内在的想家等情绪，怕影响战斗力。在这样的情况下干预者就需要帮助他们获得一点情绪隔离，这个隔离技术也叫"金刚罩技术"，可应用于公安、税务、医护人员的自我保护。对于那些已经确诊或者疑似感染要被隔离的医护人员，他们不需要工作，不需要持续战斗了，干预者就可以让他们想一想亲人们在盼着他们回家，以此增强他们的生存动机，让他们对这个世界充满留恋，等疫情过去之后好好享受生活。

- **自我催眠技术。**"唤醒你的内在生命力"音频（文字稿见附录B）就是通过多种临床催眠技术，让人"心和身都充满了'活下去'的古老智慧"。当然，这个自我催眠的音频材料并非适合所有人。如果对你有帮助，就请在需要时使用；如果你一听就不喜欢，那么就不用听了。

- **如何与愤怒人群沟通。**面对愤怒的人，第一步要对他的愤怒进行共情，明白他的愤怒不是针对你个人，然后慢慢从他的对面走到他的身边，和他站在一起去想办法。比如说，面对愤怒的家长、愤怒的医护人员等，我们要理解，愤怒其实是无法言表的悲伤，是无助感的一种强有力的表达。很多病人因为无助，把火气撒到医生身上。好的共情是与对方站在一起："我能理解你的心情，我愿意跟你站在一起来商量怎么解决这个问题。"不要被来访者的愤怒带跑，它与你个人无关。

R: Recovery of Referral，转诊

如前文所说，有的人本身就有创伤，危机事件可能会唤醒之前的创伤，出现不同的反应，对此我们要做出鉴别。还要做其他精神障碍的鉴别，一些出现严重精神障碍的患者需要服用药物，我们就需要建议他们及时就医。最后，在交流中要注意评估对方是否有可能患PTSD，当然PTSD在灾难后第一时间还看不出来，在一个月以后才能做诊断，但是它也会有延迟反应。若有需要，则需将来访者转介给心理治疗、药物治疗的上一级治疗机构，从而更好、更及时地帮到他们。

疫情中热线危机干预的具体建议

多在躯体、行为层面进行干预

你是否听说过"三位一体脑"学说？这一学说提出人脑包括三个部分，其中大脑皮层是思维脑（认知功能中枢），情绪中枢是情绪脑，脑干是爬行脑（躯体中枢），见图6。在疫情暴发时，不管是医护人员还是病人以及家属，都疲惫不堪、情绪激越，大脑皮层的控制功能、认知功能都较平时减弱。作为危机干预者，我们应该少讲大道理（讲了也听不进去）；根据危机干预PIEBS原则，如果一定要讲认知层面的话，请做到简洁、简短。比如："这位医生，我特别理解您的处境，以后再遇到类似的情况，请您记住一点——冷静！"

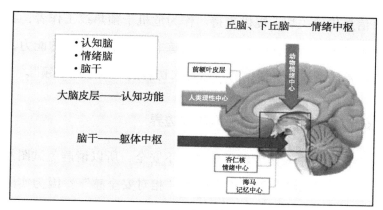

图6 "三位一体脑"

对于感染的病人，他们得知自己得了一个莫名的疫病，觉得自己可能就要死了，医院又如此拥挤，请你想想：他们处于怎样的状态？杏仁核报警，整个情绪中枢都激活。为什么我们说深呼吸才能放松？因为深呼吸会直接对脑干产生作用，让心跳缓下来，血压降下来。人在应激的时候身体是紧张、紧绷的，这个时候干预应该多在躯体和行为层面进行，活动一下肩颈与腰背，让身体重新恢复能量，呈现出灵活的状态。

多多运用非言语信息

考虑到医护人员都穿着防护服，戴着防护镜、口罩，因此，语音、语调、语气、语速、躯体姿势是非常有力的沟通影响因素。沟通的手段非常多，不仅仅是语言和文字。我受德式行为训练的影响，特别强调非言语信息的运用。非言语信息包括面部表情，眼神，说话的语音、语调、语气、语速，还有身体姿势等。在危机干预热线中，最强有力的沟通元素也是非言语信息，我们要通过语音、语调、语气、语速等非言语信息传递关切，提供支持。作为危机干预热线工作者，我们也应该对自己的声音有所觉察，刻意训练非言语信息表达的能力，在不同场合、不同情景中灵活调整自己与来访者的"跟"和"领"。

"相对安全感"的加强，给恐惧建立边界

因为在疫情中来访者的处境的确不安全，所以请避免试图给他们建立所谓"安全感"。为什么我强调"相对安全感"？因为实际上没有绝对的安全和不安全，这是一个维度，而且每个人的维度不一样。在疫情中，各种关于传染性和死亡率的信息铺天盖地，周围的大环境本身确实不安全。我们的工作应该针对的是"过度"的焦虑和恐惧，可以尝试帮来访者建立"相对安全感"，比如一个可以锁门的房间或靠墙的医生办公室，让来访者在内心给自己的恐惧感建立边界，找到现有环境和空间中"相对有安全感的空间和时间"，从而增强内在的稳定感。

附录 B
唤醒你的内在生命力

方新

面对灾难，我们会面对巨大的压力。临床催眠作为一种循证的心理干预方法，已被证明能有效缓解身心压力，增进积极情绪和躯体放松，调动个体的心理资源，从而起到管理压力和提升心理韧性的作用。该音频可供一线医护人员使用，旨在降低心理应激，激活个人资源，提升心理韧性。普通人群也可以使用。

使用说明

- 该音频使用了临床催眠中的多种技术，目的是帮助聆听者在相对短的时间里促进心身的深度放松，激活积极情绪体验，提高个人的心身复原力，从而起到提高压力管理和应对能力的作用。

- 该音频不一定适合所有人，若你在聆听的过程中感到不适，可自行停止。
- 建议选择一个相对安静的地方聆听此音频。

获取音频请扫码：

《唤醒你的内在生命力》文字稿

亲爱的朋友，如果你愿意，下面我想邀请你，在相对短的时间内，为自己做一个促进深度休息的练习。

现在，请你在一个相对安静、舒适的地方坐下，如果你愿意，可以闭上你的眼睛，以自己的方式和节奏，给自己做几个慢而深的呼吸……也许你是穿着防护服，你知道它在保护着你，以便你在下面的时段里让自己好好地休息一下。

如果你愿意，可以感觉一下自己，也许有一部分的你会听到外面传来一些声音，但是另外一部分的你，也许愿意去感觉一下——从头到脚逐渐放松是怎样的一种感觉，随着每一次的呼气、吐气，头部在放松，颈部在放松，双肩在放松，双臂在放松，前胸和腹部在放松，后背和腰部在放松，双腿、双脚在放松。

人的意识非常聪明，可以在同一时间专心致志地做好一件事情；而我们的无意识更加智慧，可以在同一时间里做很多事情。你一定知道，人和动物都有着天然的让自己放松的能力，当然，也有着天然的让自己紧张的能力，还有变通的能力，在放松中有一点儿小紧张，或者在紧张中有一点儿小放松……或者，一部分的你在警觉着外界的指令，而另一部分的你，与此同时，却可以享受着这种舒服的放松……

伴随着这种放松的感觉，也许你会感觉到两只脚踩在地板上，大地给你坚实的、支撑的感觉；也许你会感觉到，你所坐的椅子或者地板给你的稳稳的、支持的感觉……

带着这种稳稳的、坚实的、支撑的感觉，给自己做几个慢而深的呼吸，深深地吸气，吐气……对！就这样，氧气顺着鼻腔、气管、支气管、细支气管，一直到达肺泡，肺泡里的氧气通过血液循环输送到全身，一直到达身体的各个部位。身体的每一个细胞，都因为这些氧气的到来而变得晶莹、饱满、润泽。每一次吐气，会把细胞里的疲劳、紧张通过血液循环带出体外……

有的时候，在很长、很长的时间里面，我们却感觉很短、很短而另外一些时候，在很短、很短的时间里面，我们却感觉很长、很长……就好像有的时候，我们在很长、很长的睡眠中，感觉睡得很浅、很浅；而另外一些时候，我们又会在很短、很短的睡眠中，感觉睡得很深、很深……

一部分的你也许在跟随我的声音，而另外一部分的你也许在跟随你的思绪飘向这儿，或者飘向那儿，也许飘向了你熟悉的床，那张你最最熟悉的床，你常常躺在上面、舒服地睡觉的床，（想到）那张床的样子，熟悉的床单和枕头的样子，床单和枕头的颜色、图案，它们的气味，它们摸上去的感觉，你躺在上面睡觉时惯常用的姿势⋯⋯

一部分的你似乎已经躺在了这张床上，我想邀请你，在你内心开始一段旅程，去往一个你内心最核心的所在，一个非常安静、安全，非常宁静、平静的地方，当你已经到达了那个地方，你就能够感觉到，你找到了自己最核心的部分。我会把这部分的你叫作你的内在生命力⋯⋯

这部分的你，或许从受精卵形成的那一刻起，便已经在那里了⋯⋯这一部分的你，始终都和你在一起，包括在子宫里，它帮助你完成了复杂的生长过程；在你出生的那一段短短的时间里，它帮助你完成了许多复杂的任务，来到了这个世界上；在你长大的过程中，在过去的岁月里，它曾经无数次帮助过你，帮助你克服了许许多多的困难，比如焦虑烦躁、悲伤失望、疾病伤痛、孤独绝望、无能感、无助感，等等。它一直在你内在的那个地方，默默地守护着你、帮助着你，尽管有的时候你很难意识到它的存在⋯⋯

它有的时候会让你表现出异乎寻常的顽强、坚持、勇敢的力量，有的时候又是爱与温和、稳定的力量；有的时候充满灵动、变通的智慧，还有的时候是冷静、冷静再冷静的智慧。需要的时候，它会调动你全身所有的能量来应对挑战，但是一旦条件允许，它又能尽可能地休息，迅速恢复能量⋯⋯正是这一部分的你，你的内在生命力，给予了你心理上和身体上巨大的生存智慧和力量，帮助你度过一道道坎儿，活了下来⋯⋯

也许它起源很早。地球有40多亿年的历史，30多亿年前地球上就有了生命，人类基因不断演化的历史，就是把生命力的智慧与力量不断传下去的历史。它就在你的骨骼里、血液里，就在你的每一个细胞里⋯⋯

　　同样，就是现在，此时此刻，它依然在守护着你，帮助着你，助你走出目前面临的困境，无论这个困境是什么。或许，你想在你的内心世界里，花一些时间去好好感觉一下这一部分的你——不断给你的心理、身体默默地输送力量与智慧的你的内在生命力。你或许会回想起，在过去的岁月里，有些时刻，有些场景，你能够深切地感受到你的内在生命力的存在。在那个场景里都有哪些人？发生了些什么事？也许会有一些画面浮现出来，也许还会听到一些声音⋯⋯在那个场景里面，你看起来是怎样的？你说了什么？或者做了什么？或者什么也没说，什么也没做？你是如何克服困难的？也许你会产生一些想法、情绪感受，伴随着一些身体上的感觉。你在与你的内在生命力深切地接触着⋯⋯

　　下面我想邀请你，为你的内在生命力找到一个象征⋯⋯

　　有的人会用一幅关于自己的画面来象征自己的内在生命力，他看上去充满自信，或者笃定⋯⋯

　　有的人会用一棵枝叶繁茂的大树来象征自己的内在生命力；与此同时，还有的人用具有顽强生命力，即使在沙漠也能存活的荆棘来象征自己的生命力⋯⋯

　　也有的人用位于下腹部的一个充满光芒的球，或者一个古老的、与地球同龄的黑色石块来象征自己的内在生命力⋯⋯

　　或者，你的内在生命力可能是你的某种感受，比如说你身体里的一种饱满的感觉；或者也许仅仅是某种想法、几个字，比如"没什么大不了的"⋯⋯

你找到你内在生命力的象征了吗？

从今天开始，在未来的几天、几个月里，以及更远的将来，每当你想要触碰你的内在生命力的时候，你就会发现，无论何时、何地，任何情况下你都能更轻松地感觉到它，你需要做的只是在你内心的世界里，花一点时间，闭上你的眼睛，做几个慢而深的呼吸，唤回有关你内在生命力的那个画面，或者那个象征物，并且提醒自己，你在内心中拥有着它——那个带给你智慧和力量的内在生命力。去想到它，有意识地召唤它，你这么做的时候，就能立刻再次触碰你的内在生命力……

当你有意识地召唤你的内在生命力的时候，在潜意识的层面，你将会愉快地在此刻，在此刻愉快地、也许有些惊喜地发现，你会变得那么的笃定，那么的平静，可以非常好地控制你自己……这不仅仅体现在你的想法上，也体现在你的感受里，体现在你做事和说话的方式中。而且你会对自己的生活和自己的未来更积极、更乐观、更自信、更平和，更能控制你自己……带着你所有的知识、能力，以及一直默默守护你的、给予你智慧和力量的你的内在生命力，前往你希望去的方向……

下面我想邀请你，带着你的内在生命力，赋予你生存智慧和力量的内在生命力，慢慢地以你的速度回到这间屋子里面来，你也许现在会感觉到自己的身体与椅子的接触，会听到外面的一些声音，会感觉到大地与自己双脚的接触……很好，可以动动你的双肩。请跟我一起做——三，深吸一口气……二，动动你的手指……一，睁开眼睛……

后记
志愿者感言

　　本书由"致道中和"危机干预万人公益大讲堂中10位心理学专家的直播内容整理而成。本次万人大讲堂得以成功举办，除了10位专业大咖的鼎力支持以外，也离不开50位志愿者的倾情付出，非常感谢他们的付出和爱心奉献。他们都是心理学专业同行，有丰富的临床经验，并且尽职尽责。从最初的队伍组建，到学习群的运营和管理，再到每期讲座的逐字稿誊录和简报撰写，他们不仅热爱学习、精进专业，也克服各种困难，为群里的近500名学员适时答疑，营造良好的学习氛围，让整个项目得以顺利推进。志愿者们纷纷表示，每周六已经养成习惯，提前"搬好小板凳"进行学习，不仅学习专业知识，也从方老师和其他9位专家身上收获满满的感动。不少志愿者在活动结束后给我们发来感言，表达了的所思所想。

作为后辈，我心怀感动地聆听前辈们的故事；作为写手，我心存敬意地整理讲师们的文稿。他们是平凡的人，抱持慈悲的心，做着助人的事。如果说相互帮助是人类文明的最初标志，那么他们就是人类文明的传承者、践行者。他们的公益大爱、倾情奉献将被铭记，照亮我们的前行方向。我也将循着前路，不忘初心，砥砺前行。饮水思源，再次感谢"致道中和"举办万人公益大讲堂。

——北京大学心理咨询与治疗中心 戴璟

新冠肺炎疫情为世界按下暂停键，也让忙忙碌碌的人们减少行动，增加思考。"致道中和"公益大讲堂就在这样一个环境下由方新老师一手组织起来，为全国的心理专业人士提供丰富的精神食粮、知识养料，此为大爱与担当。能得到诸多心理大咖响应，分享经历，此为得道而多助。诸多线上课程大行其道，选择"故事"为切入点，此为创造和智慧。向大众普及专业心理知识，良币驱赶劣币是心理人的社会责任，方老师用行动铺下了一块重要的基石。

——北大医院心理咨询与治疗中心 赵佳旭

在新冠肺炎疫情暴发的非常时期，非常高兴自己能够成为"致道中和"危机干预万人公益大讲堂活动中的一名志愿者，听专业大咖们讲述自己的故事、亲身经历。这让我想起鲁迅先生的一段话："有一分热，发一分光，就令萤火一般，也可以在黑暗里发一点光，不必等候炬火。此后如竟没有炬火，我便是唯一的光。倘若有了炬火，出了太阳，我们自然心悦诚服地消失。不但毫无不平，而且还要随喜赞美这炬火或太阳，因为他照了人类，连我都在内。"此时此刻我想对老师们说一声谢谢，感谢你们在中国心理领域道路上一直以来的坚守和付出。感恩你们：优秀的领路人！

——昆明市公安局 徐松萍

承蒙方新老师信任，我有幸参与了疫情期间万人公益大讲堂项目的组织和写作工作，每个周六的定时守候，听大咖们讲自己与危机的故事已经形成了习惯。大咖们深厚和理论功底、丰富的实战经验，每次都带给我巨大的专业收获。但最让我感慨的，还是大咖们的人格魅力。他们始终对自己保有觉察，有非常强的伦理意识，在公众面前依然真诚而开放，同时严谨而有担当。整理文字稿的过程，更是细致深入地学习与整合过程，我对自己整理过的内容，印象更为深刻。正所谓赠人玫瑰，手留余香，看似只是做了公益的付出，其实自己也收获颇丰。

——北京师范大学学生心理咨询与服务中心 申子姣

在参与这次活动的过程中，我看到了广大心理学工作者对学习的热爱，大家对知识就像蜜蜂扑在花蜜上，每次课程一开始，几千人马上涌入听课的网站，听课过程中也积极分享感受，听完课诚恳地感激授课老师。我觉得心理学真的能提供给大家很重要的东西，这种吸引力就在那里，桃李不言，下自成蹊。

——北大医院心理咨询与治疗中心 王薇

很荣幸全程参与了"致道中和"举办的万人公益大讲堂的组织工作，深入聆听专业大咖们与危机相处的故事。每一个故事中都蕴含着智慧，积蓄着力量，让我们感受到中华民族坚韧不拔、锲而不舍的英雄主义传统和团结互助、携手并进的协作精神，更感受到了专业大咖们在心理助人道路上的初心与坚持、温暖与力量！

——浙江工业大学心理健康教育中心、浙江省教职工心理健康教育服务中心 孟婷婷

感谢"致道中和"倾情搭建的万人公益大讲堂平台，我获益匪浅！10位大咖用心、用情、用爱，从大格局、大视角讲述着他们抗击灾难、

抗击疫情的故事。他们就像一盏盏航标灯，指引着我们前行的方向，又似一道道穿越至暗时刻的光，赋予我们行动的力量！解除人们精神上的枷锁，缝合人们心灵上的创伤，他们为抗疫送去了"心理口罩"，他们为抗灾、抗疫贡献着"心"的力量！感恩、感动！

——辽宁省鞍山市启扉心理咨询中心 宁玉华

非常感谢方新老师发起万人大讲堂公益活动，感谢分享抗疫故事的每一位老师，以及每周"搬着小板凳"聚集在屏幕前的听众伙伴们。在这个万人大家庭里，一幕幕充满共情和彼此支持的感人画面呈现出来，如同一曲现下谱就的旋律，在空间里回旋、共振，带来生命的回响。我为有机会担任秘书并承担誊录、编辑工作感到光荣，同时我更荣幸自己能被老师们不屈而坚毅的情怀感染。我将带着这一份终生难忘的学习经历，向着希望的方向，砥砺前行……

——上海洗心心理工作室 何锦

在参与公益大讲堂文稿编纂工作的过程中，我内心的体验可以用四种感受来形容。温暖感：团队成员之间的相互支持和陪伴。每次整理稿件时间紧，任务重，遇到突发的情况和困难，小组成员之间都会积极相互分担、支持。幽默感：整个讲堂的话题都与危机和创伤有关，我们整理讲稿的每个人都会反复与伤痛"亲密"接触，甚至有些成员会连续几天出现梦魇。但这个团队总能在不经意间开出幽默的花，自然而然地吹散心中的阴霾。责任感：每个领任务的写手对待自己负责的稿件部分，都近乎"偏执"地精心琢磨，熬夜、挨饿，恨不得利用每一分钟尽可能优化稿件。使命感：在这场突发的新冠肺炎疫情面前，我们作为心理工作者，能做的非常有限，有幸能够参与这样的公益活动，尽自己的绵薄之力，向国内参与危机工作的心理大咖聆听学习，用文字的方式触摸他们的故事，深刻体会到作为心理工作者的使命。现在，虽然这项工作结束了，但成员之间温暖的支持和幽默的话语仍能时不时溢满心间，作为心理工作者的责任和使命将一直引领着我，让我不忘初心。

——艾利克森临床催眠研究院 叶海鲲

在这次大讲堂系列讲座中，每一位老师都情真意切地讲述着自己与危机的故事，让我们看到他们一次次的逆行而战，恪尽职守，真诚待人……在绝望与希望的决斗中，他们用知识和仁爱坚定地呵护着每一个即将崩塌的心灵。

同时，他们也指引着我们这些后继者，让我们对人和世界有了更多的了解与体谅。

现实的残酷让我们感到脆弱，人性的温暖让我们重新振作并懂得珍惜。

——北京大学心理咨询与治疗中心 张明昊

回顾在"致道中和"公益大讲堂的志愿活动，至今仍有点恍惚，以至于每到周六晚上，我仍会觉得有些事情要做。从 2020 年 2 月 15 日到 5 月 9 日，历时近三个月，每个周六晚上，都有一位大咖为我们心理从业者分享他们与危机相处的故事。在此期间，我担任了公益大讲堂秘书，为同行分享抗疫资源，我也在新冠肺炎疫情中，在这些故事中经历了历练与成长。

整理大咖们的文稿的过程并不轻松，每句话都要听上好几遍才能完整记录下来，每段文字都需要斟酌，确保既保留老师们的风格，又详尽其义。但仍有些内容是文字所不能表达的，比如曾奇峰老师的哽咽，童俊老师回忆中绝望的哀号，等等，那些声音都深深地印刻在了我的心里，震撼着我。

我想，作为一个助人者，助人之心是最宝贵的，正是我们每个人点滴的助人之心汇聚成了一股强大的力量，让我们冲破苦难，跨过泥沼，奔向光明！特别感谢"致道中和"，感谢方新老师和公益大讲堂所有老师们的大爱与温暖。这段经历，我将永远铭记！

——天津师范大学 赵娜

疫情无情，"致道中和"公益大讲堂有爱。历时近三个月，每周都不忘及时转发学术大咖讲座预告及文字稿，那段时间已经习惯每个周末等在电脑前聆听、感受、汲取。课程安排得十分有艺术，通过本次学习，学员能够理解怎样成为合格的心理治疗师、治疗中的伦理，跟随大咖们回忆、思考，体会疫情中的无力感与控制，理解情感卷入和自我觉察，等等，让我们通过学习在灾难中成长、自我保健。千言万语化成两个字"感谢"。

——大连市第七人民医院 顾广中

我在万人公益学术活动身兼两职，感受很多。

作为听众：每位大咖的讲座就像交响乐的不同乐章。抗疫故事就像乐曲牵动人心，既触目惊心又感人肺腑。经过学习，我们深深地知道了，助人者要爱护自己，珍惜生命，有一颗敬畏自然之心。

作为组织者：给大咖誊写、编辑逐字稿的过程，像是帮大师们整理秘籍。面对众多金句名言，真的不知道如何取舍。经过逐句精听、反复品味，有一种大咖附体的感觉，并收获了团队的友情和大爱之心。

——北京大学心理咨询与治疗中心 杨辰

2020年庚子年的春天，对于我们所有人来说注定是不平凡的。新冠肺炎疫情来势汹汹，人们共同战"疫"，除了身体，心理也要"防疫"。

此时的我们作为心理学工作者，不但要有责任和担当，更需要有专业的技术，得到专业的引领。10场抗疫心理援助大型公益讲座，10位心理学专业大咖讲述自己与危机的故事，既亲切自然，娓娓道来，又发人深省，有专业指导性。正如一位老师的感受：用理性的思考表达对工作的严谨态度，用诚恳的心意表达对人性的关爱！因为专业，所以信任；因为精进，所以敬佩！作为活动的志愿者，感恩彼此，助人自助，共同成长。

——沧州医学高等专科学校健康系 汪启荣

突如其来的新冠肺炎疫情给我们的国家和人民带来了极大的考验。有人不幸感染，有人奋不顾身地救助感染者，更多的人响应国家号召，放弃正常的生活，宅在家里，大家都在为这场伟大的战役做贡献。能够参与到由北京致道中和医学研究院和北京大学四家机构联合组织的万人大讲堂，做活动组织秘书的工作，为这场战役出一份微薄之力，我感到十分荣幸。

特别感谢我们这支由方新老师带领的团队，以后每当想到特殊的2020年，都既会想到疫情的残酷，也会想到曾有一支温暖协作的团队相伴。从2月15日至5月9日每周六晚的守候，平凡的工作有着不平凡的价值，难忘这段经历。

——陕西启新健康管理服务公司 黄晓雅

始于2020年新春伊始的新冠肺炎疫情，让我们所有人的生活都发生了巨大改变。当人们陷入未知的恐慌，感到手足无措时，方新老师及诸多业内大咖挺身而出，不计报酬，一心公益。他们普及心理卫生知识，使用接地气的话语，分享生活中的智慧，让我们感受到了温暖和滋养。

——广州医科大学附属脑科医院 李海燕

2008 年，在参与汶川地震灾后心理救援时，作为一名心理学专业毕业的"小白"，我只能做些力所能及的志愿服务。2020 年，有幸作为一名专业的心理工作者，除了参与本单位组织的心理援助热线督导工作，还加入方新老师组织的危机干预公益系列大讲堂，承担活动组织秘书、文稿誊录和编辑工作，在此次抗击新冠疫情的心理援助中贡献自己的力量，收获满满。

在 10 场抗疫心理援助大型公益讲座中，10 位资深的危机干预专家、学者通过讲述自己与危机相处的故事，既为我们传授专业知识和技能，又用生命影响着生命，让我们从灾难中汲取成长的力量。感恩方新老师及其团队、各位专家和同行的大爱与奉献，向他们致敬！

——天津大学心理健康教育中心 王小玲

这是一场知识的盛宴，各位心理学大咖的点拨，将我以往的一些碎片化知识串成了串，仿佛打通了"任督二脉"，有一种醍醐灌顶之感。这是一场心灵的聚会，每位老师讲述自己与"疫情"之间的故事，让我感受到了老师们的渊博学识与人格魅力，心向往之，更加坚定了我走上心理学职业之路的决心。

——天津滨海职业学院 白晨曦

感谢方老师的团队，让我们在疫情之中有大师的陪伴和引领。听完曾奇峰老师的"闲谈"，从"闲"中听到的是"不闲"：他身在武汉，被关在家里 40 多天，自称"灾民"，却不断剖析自己的防御机制——即使我们有 101 种防御方式，通过不断剖析、反思、推理，也能日渐成熟。如愚见指月，观指不观月。解脱至何所？谁缚？谁解脱？再次感谢方新老师和"致道中和"。

——常州市第一人民医院 王苏弘

我有幸参与万人大讲堂抗击疫情活动，听大咖讲他们自己的故事，感同身受并领悟面对突发灾难时心理工作者的使命，发现大咖和普通人一样的真实。天大，地大，我们同在，真好。

——北京大学心理咨询与治疗中心 雷文

疫情期间，我有幸参与了由方新老师精心策划和组织的公益大讲堂项目，承担助理及写手工作。历时两个多月的 10 节大咖讲故事，每一节都在拓宽我对心理工作的认知。大咖的娓娓道来背后，皆是数十年的成长历程、思考过程、在一线承受的巨大压力以及人性的挑战。他们用最朴素的言语，向同行和晚辈讲述最惊心动魄的"平凡故事"，让我在感动与心疼之余，感受到了这份工作更多的意义和存在价值。

——北京大学心理咨询与治疗中心 鞠静

"致道中和"在疫情暴发伊始就组织起万人公益大讲堂，讲师都是国内知名的心理专家、学者，我也有幸被选拔到万人大讲堂的秘书处做秘书助教工作。我一边做秘书助教工作，一边学习，一边将所学到的知识应用到疫情的心理危机干预中去。疫情期间，我同时还担任了瑞阳心语"抗疫同心"志愿者心理专家团队的心理热线老师，也担任了湖北省社会心理学会与湖北阳明心理研究院的心理干预志愿者。我们为期四个月的志愿者工作，得到了组织方和求助者的好评，这离不开万人大讲堂中大咖们的传道授业。同时，我身边有很多医务工作者朋友的心理出现危机，我将方新老师录制的心理危机干预音频转发给医院的心理老师，由他们组织做团体心理危机干预，干预取得了很好的效果。

——张家港金芒果心理咨询中心 唐洁清

创 伤 治 疗

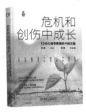

《危机和创伤中成长：10位心理专家危机干预之道》

作者：方新 主编 高隽 副主编

曾奇峰、徐凯文、童俊、方新、樊富珉、杨凤池、张海音、赵旭东等10位心理专家亲述危机干预和创伤疗愈的故事。10份危机和创伤中成长的智慧

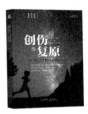

《创伤与复原》

作者：[美] 朱迪思·赫尔曼 译者：施宏达 陈文琪

自弗洛伊德以来，重要的精神医学著作之一。自1992年出版后，畅销30余年。美国创伤治疗师人手一册。著名心理创伤专家童慧琦、施琪嘉、徐凯文撰文推荐

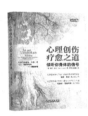

《心理创伤疗愈之道：倾听你身体的信号》

作者：[美] 彼得·莱文 译者：庄晓丹 常邵辰

美国躯体性心理治疗协会终身成就奖得主、身体体验疗法创始人莱文集大成之作。他在本书中整合了看似迥异的进化、动物本能、哺乳动物生理学和脑科学以及自己多年积累的治疗经验，全面介绍了身体体验疗法理论和实践，为心理咨询师、社会工作者、精神科医生等提供了新的治疗工具，也适用于受伤的人自我探索和疗愈

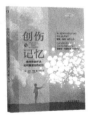

《创伤与记忆：身体体验疗法如何重塑创伤记忆》

作者：[美] 彼得·莱文 译者：曾旻

美国躯体性心理治疗协会终身成就奖得主莱文博士最新力作。记忆是创伤疗愈的核心问题。作者莱文博士创立的身体体验疗法现已成为西方心理创伤治疗的主流疗法。本书详尽阐述了如何将身体体验疗法的原则付诸实践，不仅可以运用在创伤受害者身上，例如车祸幸存者，还可以运用在新生儿、幼儿、学龄儿童和战争军人身上

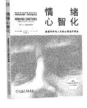

《情绪心智化：连通科学与人文的心理治疗视角》

作者：[美] 埃利奥特·尤里斯特 译者：张红燕

荣获美国精神分析理事会和学会图书奖；重点探讨如何帮助来访者理解和反思自己的情绪体验；呼吁心理治疗领域中科学与文学的跨学科对话

更多>>>

《创伤与依恋：在依恋创伤治疗中发展心智化》 作者：[美] 乔恩·G.艾伦 译者：欧阳艾莅 何满西 陈勇 等
《让时间治愈一切：津巴多时间观疗法》 作者：[美] 菲利普·津巴多 等 译者：赵宗金